絶対に疲れない体をつくる関節ストレッチ

JOINT STRETCH

酒井慎太郎
SHINTARO SAKAI
さかいクリニックグループ代表

KADOKAWA

プロローグ

「疲れない体」を手にする秘策を初公開

本書は、現代の日本人に最も適した疲労対策をまとめ上げたものです。
「絶対に疲れない体」をつくるのは、不可能なことでも、難しいことでもありません。
そのためのポイントが、3つあります。

1 現代の日本人に慢性化している「**疲れの種類**」を把握すること
2 その疲れを生み出す「**根本原因**」にアプローチし、疲労の元凶を除去すること
3 **疲労の解消・再発防止**にも結果をもたらすノウハウを実践すること

こうした3つのポイントをしっかりカバーしつつ、**誰でも効率的かつ簡単に実現で**

きる超疲労回復メソッドを、ここから初公開していきます。


「最近、やけに疲れやすくなった」

「1日中、体が重だるくてしかたない」

「しっかり寝ても、翌朝に疲れが残っている」

この本を手にしているあなたも、このような悩みを抱えていることでしょう。

ただし、これまでに手を打ってこなかったわけではないと思います。筋トレやマッサージ、栄養ドリンクなどを試した人も少なくないでしょう。

しかし、結果として、疲労の悩みは消えていない。

その理由はなんなのか——。


答えはいたってシンプルで、これまでは〝ピンぼけした疲労対策〟しか、してこなかったということ。

「疲労の正体」にフォーカスした本書の内容を実行すれば、あなたは疲れに関する悩みからやっと解放されるのです。

「デスクワーク症候群」による慢性疲労が急増中

現代の日本で暮らす中で、疲労と無縁でいられる人など、そうそういません。

また、疲労に対して漠然としたイメージしか持てない人が多いのも事実です。


スポーツなどで「体をよく動かしたことで起こる疲労」については、その疲れの理由が明らかであり、「心地いい疲れ」と表現されることも少なくありません。

したがって、この種の〝一過性の疲れ〟で悩み続ける人は少数だと思われます。

問題は、その他の日々の疲れです。

たしかに疲れているのに、明白な原因が思い当たらず、それだけに不安や不快に感じるケースが多いでしょう。

また、一般的に運動後の疲労は数日で治まるのに対し、**〝正体不明の疲れ〟はなかなか取れない特徴があり、慢性化してどんどんつらくなる**わけです。


ここでまず、正体不明の疲れの正体を明かしておきましょう。

その疲れとは、「**体を動かさないことで起こる疲労**」です。

もちろん、1日中まったく体を動かさない人はほとんどいないでしょう。

とはいえ、現代人の生活スタイルには、「同じ姿勢を取り続ける」「同じ動きを繰り返すことが多い」という特徴があります。

これらは「動かさない」と同じ意味を表すと言えます。

その点で、**特に心配されるのがビジネスパーソン**です。

精力的に仕事をしている人ほど、先述したような「疲れやすくなった」「疲れが抜けない」といった症状に悩まされているという事実があるからです。

現時点で仕事をしていない人も、総じて体を動かさない生活を送っている傾向がありますから、決して油断はできません。

詳しくは第2章でお話ししますが、私は近年、このように現代の日本人に慢性化している疲労を「**『デスクワーク症候群』によって引き起こされる疲労**」と名づけ、あまりの急増ぶりに警鐘を鳴らしています。

「仕事で同じ姿勢をする機会が多い」

「家事ではたいてい同じ動きを繰り返している」

絶対に疲れない体を手に入れるためには、そうした現代的な生活スタイルの実態を把握・認識することは欠かせません。

しつこい疲れを元から断ち切る「関節ストレッチ」

では、体を動かさないことで起こる疲労＝デスクワーク症候群による疲労の根本原因はなんでしょうか？

「筋肉の疲れ」と思った人が多いかもしれません。

たしかに筋肉疲労も関係してはいますが、慢性疲労の根本原因は〝筋肉よりももっと奥〟にあります。


答えは、**可動域（動く範囲）が狭くなるなど、トラブルの起こった「関節」**です。

私は長年、軽度〜極めて重度に至るまでの腰痛・首痛・膝痛・股関節痛などを治療する「さかいクリニックグループ」を開業しています。

多数のメディアに紹介していただいたこともあり、僭越《せんえつ》ながら〝ゴッドハンド〟と呼ばれることも多く、数カ所あるクリニックでは50名近くのスタッフを擁して1日に120人以上を治療し、延べ100万人超の患者さんに接してきました。

当院では、最新機器を随時導入して患者さんのデータも計測しますが、それ以上に重視しているのが、体や症状の変化をご本人からうかがうことです。

これらすべての経験の結果として、突き止めた事実——。

それは、疲労対策として**「筋肉に目を向けるだけでは不十分」**ということです。

人間の体をビルになぞらえると、本来は非常にすぐれた〝免震構造〟が機能しています。

このとき、体に襲いかかる地震の揺れに相当するのは、自らの体重がのしかかってくる荷重や、地面からの衝撃です。

　それらの負荷がダイレクトに伝わらないようにするには、ビルの土台や大黒柱をあえてガッチリと固定せず、負荷を分散させる必要があります。

　具体的には、**〝土台〟にあたる骨盤の仙腸関節《せんちょうかんせつ》や、〝大黒柱〟にあたる背骨がしなやかに動き、正常な可動域をキープしておく**ことで、免震システムが働くようになっているのです。


　ところが、そうした関節の可動域が狭くなるなど、トラブルが起こった状態を放置していると、ビル（人間の体）はどんどん疲弊し、柱（背骨）は壊れていき、最終的には倒壊へ向かってしまいます。

　筋肉はあくまでビルの〝外壁〟に相当するものですから、いくら頑丈にしたとしても、本質的な問題の解決には役立ちません。

　つまり、**「主要な関節に適切なケアを施すことが、しつこい疲れを元から断ち切るために最も有効な手段」**ということなのです。

その具体策こそ、本書のテーマ「**関節ストレッチ（JOINT STRETCH）**」です。

関節ストレッチの有効性の高さは、当院の患者さんたちが見事に実証しています。

通常、腰・首・膝・股関節など（荷重関節）の痛みは、以下の流れで進行します。

1 関節でのトラブル発生

↓

2 筋肉や腱《けん》にもトラブルが波及

↓

3 該当する関節周辺に疲労感・張り・こりが出現

↓

4 疲労感・張り・こりを感じる範囲が拡大したり、痛みに変化したりする

↓

5 痛みがいっそう増幅し、二次的に他の荷重関節にも悪影響が及ぶ

この流れの中で、当院の患者さんは最終段階の**5**、あるいはその前段階の**4**に相当するわけですが、関節ストレッチを行うことで多くのかたが痛みを完治させているのです。

ガンや心臓病など、なんらかの内科的疾患が原因である場合を除き、**関節痛の99％を完治に導いています。**

そして、痛みを完治させたということは、それより前の段階にある**疲労感・張り・こりも消し去り、その発端である関節トラブルもリセットに成功している**ということでもあります。

「たかが疲れぐらいで……」などと、疲労をあなどることは決してできません。

慢性化した疲労は、その後に必ず「痛み」を生み出します。

そのうえ、関節や筋肉などの運動器系だけにとどまらず、循環器系・呼吸器系・神経系などの疾患を引き起こす可能性まであります。

公私を問わず、さまざまなシーンでのパフォーマンス低下を招くのは言わずもがなです。

でも、もう心配は無用です。

関節ストレッチは、誰でも簡単に行える動作によって、**トラブルの起こった関節に「反らす」「ひねる」「隙間を広げる」「バランスを回復させる」などの働きかけ**を行います。

そのため、疲労の元凶を効率的に除去し、同時に疲労の元凶が再発することも予防します。

つまり、**疲れや痛みの発生メカニズムに沿った合理的メソッドであり、非常に高い効果をもたらす**のです。

ぜひ、〝慢性疲労の種〟をすべて摘み取ってしまいましょう。

老若男女を問わず、完璧な疲労対策を実現

私はこれまでに、皆さんの健康の悩みを解消するため、１００冊以上の本を書いてきました。

その際、常に心がけてきたことは、**読者の皆さんができるだけ実践しやすく、毎日の生活の中に取り入れやすい具体策を紹介する**ということです。さもなければ、いくら効果が高いメソッドであっても、実利がもたらされにくいと考えるからです。

今回のテーマである「絶対に疲れない体をつくる」ためには、**関節をメインターゲットに据えて策を講じる**必要があります。同時に、デスクワーク症候群の問題も念頭に置かなければなりません。そこで、できるだけ多くの人が行いやすいプログラムを、どのような形でご紹介するのがよいか、を考えました。

ポイントになったのは、現代人のライフスタイルでした。

総務省が2020年初頭に発表した労働力調査によると、**日本の就業者数は6737万人で、84カ月連続で増加中**。

日本の総人口は推計1億2602万人ですから、生まれたての赤ちゃんや幼児、子

20〜60代の就業率

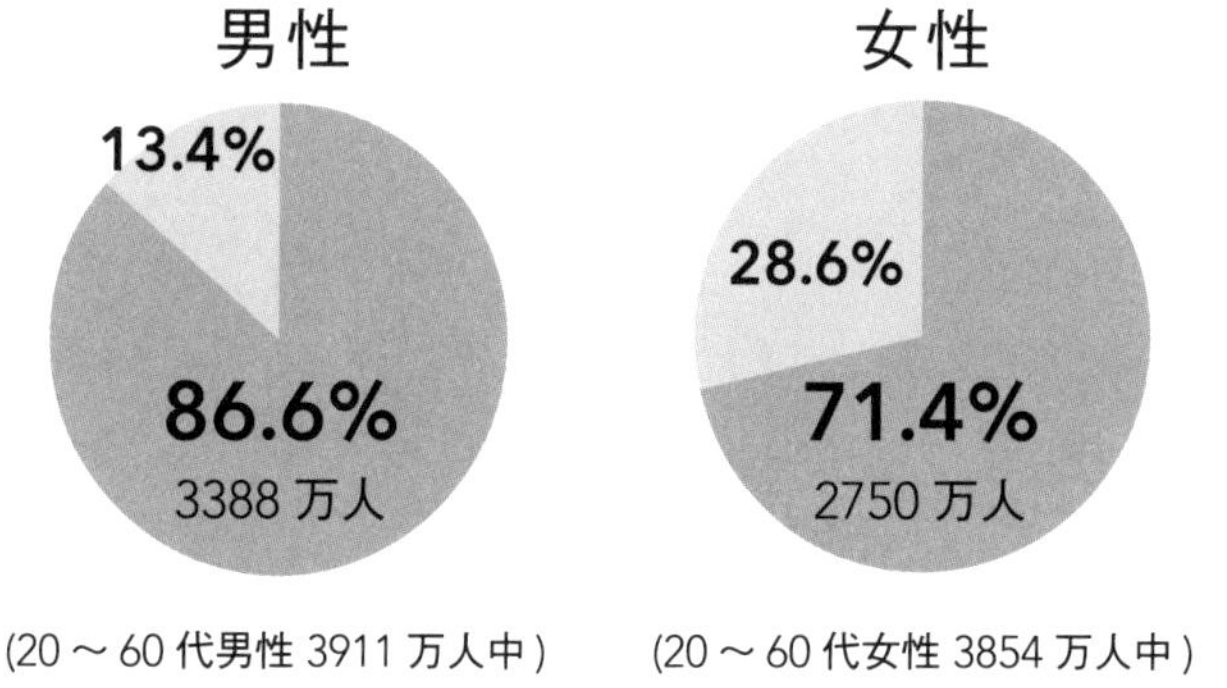

※総務省統計局 労働力調査 2019 年 12 月分より

どもを含めても、2人に1人以上は仕事をしていることになります。

もちろん、**20〜69歳の男性の就業率は86・6%と非常に高く**、この年齢の就業者数は3388万人、全年代では3737万人が働いています。

同じく女性においても、就業率は71・4%。この年齢の就業者数は2750万人、全年代では3000万人が働いています。

女性の就業者数が3000万人を突破したのは昨年のことで、比較可能な1953年以降、**史上初の出来事**でした。

また、**65歳以上の就業者数も過去最多**の902万人で、就業者全体に占める割合は現在の約13・4%から、2025年には

30・0%にまで急上昇すると見込まれています。

これらのデータを加味すると、基本的には**なんらかの形で働いていることを前提にしたプログラム**こそが、皆さんの実生活に役立つと確信した次第です。

一方で、現時点で仕事には就いていないものの、毎日こなす家事などで疲れている人も多数いらっしゃることは理解しています。

そこで本書では、以下の2つの軸を定めました。

1 仕事（家事）をしているとき

→**「オンタイム」では疲労を最小化する**

2 仕事（家事）をしていないとき

→**「オフタイム」では疲労を完璧に除去する**

この2つの軸で策を講じることで、老若男女を問わず、**完璧な疲労対策を実現できるように設計**しています。

それでは第1章から、より具体的な内容をお伝えしていきます。やるべきことは、本書に書かれている究極のメソッドを実践するだけ。

オンタイムのストレッチは、所要時間およそ1分。

オフタイムと合わせても、1日3分あれば実践できます。

- **疲労の〝負のサイクル〟から脱却できる**
- **仕事のパフォーマンスが上がる**
- **体のあちこちの痛みやストレスからも解放される**

そんな未来は、もう目の前に迫っています。

また、関節トラブルを正せば、次のようなメリットもついてきます。

- **集中力や発想力が向上する**
- **精神状態がポジティブになり、見た目が好印象になる**
- **「やせ体質」になる**
- **呼吸器系の不調がよくなる**

今日からぜひ、関節ストレッチを取り入れてください。

より多くの人たちが「理想の自分」と出会い、明るい未来を手にすることを、心から願っています。

さかいクリニックグループ代表　酒井慎太郎

絶対に疲れない体をつくる
関節ストレッチ　目次

第2章

「オンタイム」で疲労を最小化するストレッチ

第3章

「オフタイム」で疲労を完璧に除去するストレッチ

第4章 「関節ストレッチ」で人生も最適化される

ブックデザイン 三森健太（JUNGLE）
本文DTP 荒木香樹
イラスト 中村知史
著者写真 玉井幹郎
構成 松尾佳昌
編集 河村伸治

第1章

最高の疲労対策とは「関節ケア」である

マッサージや筋トレでは不十分！
むしろ逆効果も

マッサージを続けても慢性疲労は解消できない

疲労対策としてマッサージ店に通う人をよく見かけますが、いくらマッサージを受けても慢性疲労は解消しません。

冷静に考えれば、**マッサージを何回受けても疲れがすぐにぶり返すからこそ**、定期的に店へ足を運んでいるのではないでしょうか？

それがなによりも、問題が根本的に解決していない証になっているはずです。

なかには、1～2回のマッサージで体が楽になったケースもあるでしょう。

それは、感じていた疲れが主に筋肉レベルの一過性の疲れであったため、マッサージがたまたま功を奏しただけのことです。

つまり、**マッサージで解消できるのは、一時的な筋肉疲労や筋肉痛などの「筋肉レベルでの疲労」だけ**ということ。

問題が筋肉レベルで済まされない疲労＝「関節トラブルに端を発している慢性疲労」の場合、マッサージをいくら受けても、ほとんど効果は得られないのです。

それにもかかわらず、「弱いマッサージだから効かないんだ」と誤解している人が、いまだに多いのが実情です。

「マッサージが効かない」あるいは「マッサージで楽になっても、すぐにまた疲れてしまう」という場合は、**関節異常が起こっているサイン**と受け取るべきです。

この点を理解せず、強いマッサージを安易に受けてしまうと、筋肉組織を傷つけて軽い炎症を招く可能性があります。

さらに、硬直した筋肉を強く押し込むことで、奥にある関節を間違った方向へ固まらせてしまうリスクまであります。

「慢性疲労に対して、強いマッサージは厳禁」です。

マッサージは、少し物足りないぐらいのところで切り上げましょう。

マッサージ店で施術を受けるにしても、自分の手でマッサージするにしても、**「なでるくらいの力加減で10分程度」でじゅうぶん**です。

ソフトタッチのマッサージでも、筋肉に対するマッサージ効果は発揮されます。

重い荷物を運んで疲れたときや、休日にスポーツをしたために張りを感じるときなどは、この目安に沿ってマッサージを活用するのもいいと思います。

しかし、この目安を超えたマッサージとなれば、受けても意味がないどころか、断るのが正解です。

マッサージよりも、**本書にある「関節ストレッチ」を行うべきと言えます。**

一流アスリートたちも疲労と闘っている

筋肉と言えば、近年は筋トレがブームになっています。疲労対策として行う人も少なくないようです。

ただし、疲労との関連では誤解されていることが多いので、注意が必要です。

まず、疲労対策に筋トレをする根拠として、「筋力がないから疲れるのだろう」「筋肉がきちんとつけば疲れも吹っ飛ぶに違いない」という思い込みがあるようですが、その根拠は誤りです。

筋トレが慢性疲労の切り札になるならば、一般的に筋肉がつきにくい高齢者や女性はあきらめざるを得ませんが、そんなことはありません。

また、筋力があれば疲れと無縁でいられるのなら、スポーツ選手たちが悩みを抱えることはないはずですが、実際は違います。

私がオフィシャルメディカルアドバイザーを務めている千葉ロッテマリーンズの選手たち。

プロボクシングの現世界チャンピオン・井上尚弥《いのうえなおや》選手や、元世界チャンピオン・内藤大助《ないとうだいすけ》さんなど、究極とも言える筋肉を持つ多数のアスリートたち。

実際に私が治療やアドバイスをしたアスリートたちが、プロ・アマを問わず、疲労や腰痛・首痛などの関節痛と闘っていました。

さらに、筋肉の少ない人は必ず疲れやすいのかと言えば、これもまた間違っています。たとえ筋肉量が少なくても、慢性疲労と無縁の人はたくさんいます。

そして実は、**あなたにもそんな時代があった**のです。

小学生時代のあなたは、現在よりも筋肉量が少なかったはずです。

もちろん、体格も小さかったわけですが、強豪のスポーツクラブなどに所属していた人でない限り、熱心に筋トレなどしていなかったでしょう。

それでも、「なにをしたって疲れてしまう」「ひと晩眠っても疲れが抜けない」ということはなかったと思います。

要するに、**慢性疲労を解消するうえで、筋トレをして筋肉量を増やす必要はない**ということです。

意外と知られていない〝筋トレの落とし穴〟

加えて、現時点で慢性疲労や関節痛を抱えている人が筋トレを行うと、**さらなる故障を呼び、つらい症状が悪化する確率のほうが高い**と言えます。

例えば、デスクワークで背中〜腰にかけての疲れを感じている人、あるいはもともと腰痛持ちの人が、「腰周りの筋トレで対抗することが大事」と誤解し、背筋や腹筋を鍛え始めたとしましょう。

デスクワークなどでいつも前かがみの姿勢でいると、比較的初期に、まさしく背中〜腰にかけての脊柱起立筋《せきちゅうきりつきん》をはじめとした筋肉に、疲れや痛みが現れます。

これは、本章の冒頭でお話しした「**筋肉レベルの問題**」で、正式には筋《きん》・筋膜性《きんまくせい》腰痛と呼ばれています。

腰痛の〝入口〟も、この筋・筋膜性腰痛で、ひとことで言えば筋肉の疲労蓄積によって起こるものです。

この状態で腹筋や背筋の筋トレを行えば、**累積疲労を増やし、状態の悪化を自ら後押しするようなもの**です。

例えば背筋の筋トレなら、腰や背骨(脊椎《せきつい》)の関節には過剰な負荷がかかり、関節トラブルを促進させることにもなります。

一方の腹筋トレーニングのほうは、力を込めて前かがみになる機会をわざわざ増やす運動です。そのため、背骨の骨(椎骨《ついこつ》)と骨の間でクッション機能を果たしている椎間板への圧を高めることになり、椎間板ヘルニアという疾患を招きます。

筋トレにはこのように、**「慢性疲労や関節痛がある人にとって、逆効果になることが多い」**という〝落とし穴〟があることを覚えておいてください。

疲労対策に筋トレを選んで失敗した経営者

さて、本章ではここまで、マッサージや筋肉に関する誤解、筋トレの注意点などに触れてきましたが、それらの内容を体現している症例があります。

皆さんには〝反面教師〟にしていただきたいので、ご紹介しましょう。

【50代男性・建築業経営者】

このかたは、30代後半から慢性疲労に悩まされていました。

さらに、後には腰痛を発症し、なんとも言えない重だるさが右側のお尻から脚へと広がっていったそうです。

その間、自己流に取った対策は、筋トレでした。

「腰を支える筋肉を強化しよう」と腹筋・背筋運動を行い、下半身全体の疲労に対処しようとスクワットも実践したと言います。

夕方まで建築現場で働き、事務所に戻ってからはパソコン作業を数時間こなし、帰宅してから筋トレをしたというのですから、特定の筋肉や関節に過度な負荷がかかっていたことは間違いありません。

案の定、すべての症状は改善せず、あまりのつらさに耐えかねて総合病院を受診。処方された消炎鎮痛剤や血流改善薬を飲み、マッサージも定期的に受けました。

しかし、どれも効き目がなく、当院を訪れたというわけです。

彼はがっしりした体型で、筋トレをまじめにしていただけあって、腹筋・背筋ともにしっかりついていました。

ただし、腹筋・背筋に加えて、お尻の筋肉（大殿筋《だいでんきん》や中殿筋《ちゅうでんきん》など）や太ももの筋肉（大腿直筋《だいたいちょっきん》など）まで硬直・緊張・収縮していました。

さらに、自分では姿勢がいいと認識されていましたが、実際のところは前傾姿勢。パソコン作業の体勢を再現してもらうと、かなり前かがみになっていました。

つまり、**筋肉にも関節にも疲労が蓄積されている**ことは明白だったわけです。


そこで、私はまず、筋トレをひとまず休んでもらうようにお願いし、正しい姿勢と歩き方を指導しました。

また、腰の骨（腰椎《ようつい》）と関節の状態を調整。これは、本書でご紹介する**「関節ストレッチ」**と同じメカニズムの治療を行ったということです。


その結果、**長年悩んでいた腰痛は、その場ですぐに治まった**のです。

さらに、日常生活でも関節ストレッチを続けたところ、**2カ月後にはお尻の痛み・重だるさもスッキリ消え、彼は約20年ぶりに慢性疲労からも解放**されました。

筋肉の「端」や「奥」にこそ目を向けるべし

筋肉について、最後につけ加えるなら、「量」を重視する必要はありませんが、「質」にフォーカスするメリットはあります。

しなやかに柔軟に動き、関節をきちんと動かせるように伸び縮みし、体重や地面からの衝撃を和らげる――。

そんな「関節のクッション機能」をサポートできるような状態を、きちんとキープすることはたいせつです。

その点で、第2章からご紹介する関節ストレッチには、**関節異常を直接に矯正する「メインの作用」**のほか、**その関節付近で機能低下を起こしている筋肉を活性化する「サブの作用」**も備わっていますから、きわめて有益です。

デスクワークなどで同じ姿勢を取り続けたことによって、硬直・緊張・収縮した筋肉を効率的にリフレッシュします。

筋肉は、太い組織から次第にヒモのような細い組織になり、「腱《けん》」として骨と結びついています。日常会話でもよく使われるアキレス腱を思い浮かべれば、ご理解いただけるでしょう。

アキレス腱とは、ふくらはぎの筋肉(腓腹筋《ひふくきん》・ヒラメ筋)が合流して腱を形成し、かかとの骨(踵骨《しょうこつ》)に接続している部位のことです。

こうした腱や、筋肉の端のほう＝腱に近いところの筋肉には、特に硬直・緊張・収縮しやすい特徴があります。

関節ストレッチでは、そんなやっかいな事態も自然と解消できるわけです。

もちろん、**ケアの意識をいっそう向けるべきは、筋肉や腱より奥にある関節**です。プロローグで、「慢性疲労の根本原因＝トラブルの起こった関節」とお伝えしましたが、さらに詳しい内容をここからご説明していきます。

「関節疲労」の蓄積はパフォーマンス低下や病気を生む

可動域が狭まり、サビつくように固まっていく

言わずもがなですが、**関節とは骨と骨の接続部分で、英語では「joint(s)」という言葉で表されます。**

関節全体は「関節包《かんせつほう》」という袋状の丈夫な膜で覆われ、2つの骨が離れないようになっています。

また、関節包の中に収まっている骨の先端どうしの間にはごくわずかな隙間があり、そこには〝潤滑オイル〟の役割を果たす「滑液《かつえき》」が満たされています。

こうした構造の関節に、骨とつながった筋肉の力が伝わることによって、本来動く関節(可動関節)は滑らかな動きができるようになっています。

また、各組織がうまく機能し合うことで、動く範囲＝可動域も正常に保たれます。

しかし、この**関節に余計な負荷が一定以上かかると、骨どうしの隙間が狭くなって「引っかかった状態」に陥りやすい**のです。

すると、関節の動きはとたんに悪くなって、可動域が狭まり、サビつくように固まっていきます。

これは専門用語では「拘縮《こうしゅく》」と言いますが、まさに「**関節疲労**」が発生した状態です。

「拘縮なんて高齢者の話」という印象があるかもしれませんが、事実は違います。

「仕事で同じ姿勢を取り続けている」あるいは「家事などで同じ動きを繰り返すことが多い」となれば、関節にはもうじゅうぶんに余計な負荷がかかっています。

関節疲労が蓄積されているのは間違いありません。

例えば、イスに座って同じ姿勢でパソコン作業を続けた後、**ふと立ち上がったときに体が硬くなったと感じた経験がありませんか？**

デスクワークでなくとも、車の運転を長時間続けた後にも、体がカチコチに感じられたことがあるでしょう。

それらは、関節疲労が蓄積された状態なのです。

疲れやだるさが関節の痛みにつながる

この段階になっても適切な対処をせずにいると、関節周囲の組織が連携のバランスを崩し、さらなる事態の悪化を招きます。

さまざまな組織が絶妙に連携していたバランスが崩れるため、周りの筋肉・腱・靭《じん》帯《たい》にも余計な負荷が押し寄せ、そちらにも硬直などの異常が現れて、**関節周囲の血管や神経を圧迫するようになります。**

すると、筋肉中の疲労物質の１つである乳酸や老廃物の回収がうまく行われず、酸素の供給が停滞して〝酸欠状態〟に陥ります。

神経の圧迫で放出される発痛物質の回収や、脳との間で行われる神経伝達もスムーズにいきません。

これが、**疲れ・だるさ・張り・こり・痛みをしつこく感じ続けている状態**です。

また、人間の関節は、単独で働き続けているわけではありません。

全身の各所にある関節は、まるで大きな機械を動かす〝歯車〟のように、上から下まで連携して動いています。

そのため、**1つの歯車が関節疲労でサビつけば、他の歯車に相当する関節にも不具合が生じます**。

私の経験から言うと、**男性は「腰→首→膝」の順番で、女性は「首→腰→膝」の順に関節の調子が悪くなっていく**パターンがよく見られます。

機械の歯車がこんな具合に動かなくなったら、生産性はガクッと落ちて、故障扱いになるでしょう。

同様に、人間でもパフォーマンスが大幅に低下し、関節痛をはじめとしたさまざまな疾患・病気を招きます。やがて、仕事も家事も休まざるを得なくなるでしょう。

「腕を切り落としたいほど」の関節痛を訴えた税理士

関節疲労を放っておくと、どれほど大変なことが起こりうるのか――。そのリスクと重要性をしっかり認識していただくため、2人の患者さんの実例をご紹介します。

1人目は、1つの関節の状態が極限まで悪くなったケースです。

【50代男性・税理士】

この男性は、重度の五十肩にかかっていました。

大量の資料を扱うデスクワークを行い、同時に夜遅くまでのパソコン作業……。肩の関節をほとんど動かさない毎日を送るうち、**ひどい肩こりだけにとどまらず、左の肩～腕が思うように動かせなくなり**、ジャケットを1人で着るのも困難になってしまったそうです。痛みも現れていたと言います。

それでも、多忙を理由に病院にも行かず、市販の消炎鎮痛剤でごまかしながら、「そ

のうち治るだろう」と高をくくっていました。

すると、当然ながら、症状はみるみる悪化。

気づけば、腕を横に上げたくても60度すら届かず、就寝時に横向きになると〝下になっている肩〟に激痛が走るそうで、最もひどいときには「腕を切り落としたいほどの痛みがあったそうです。

その影響で、「仕事がまったくできない日もあった」とおっしゃっていました。

当院を訪れたときには、肩の関節がガチガチに固まっていたため、癒着をはがして関節内のスペースを広げる治療を行い、同じ作用のある関節ストレッチを自宅でも続けてもらいました。

そして、**痛みが引いてくるにしたがって、関節ストレッチの種類を増やしてもらいました。**

また、ストレッチと併行して、いい姿勢・いい座り方を意識してもらい、肩関節に負担の少ないパソコン環境を整備してもらいました。

その結果、**１カ月半ほどで痛みは完全に消え、腕をほぼ真上にまで上げられるようになった**のです。

また、大量の資料が入った重いカバンを、以前とは別人のように楽々と持てるようになったとのこと。

着替えも1人でなんなくこなせるようになり、**消炎鎮痛剤も手放すことができ、数十年間悩んできた肩こりも大幅改善。**

「体が軽くなったうえ、以前よりも仕事に集中できるようになった」と笑顔で報告してくれました。

関節疲労を甘く見て夢をあきらめかけた学生

2人目は、関節疲労の〝負の連鎖〟が広がっていったケースです。


【10代男性・学生】

2016年に来院された彼は高校生で、学校では美術部に所属。絵を描くことが大好きで日課にしていました。

そして趣味は、スマートフォンやゲーム。学生ですから勉強もしています。

つまり**普段から、下を向いたり、首を前に突き出したりする時間が非常に長い生活を送っていました。**

その影響で、首・肩のこりが現れ、首の関節＝頸椎《けいつい》の椎間板ヘルニアになり、肘の痛みや腕のしびれまで出るようになっていました。

つき添って来た父親にも話を聞くと、こうした生活スタイルがよくないことはわかっていたそうです。

しかし、どこまで強く注意していいものかがわからず、現在に至ってしまったとのこと。

親子でともに、**関節へのダメージを甘く見ていた**ということでしょう。

「叱るぐらいに言っておけばよかった」と、深く反省されていました。

幸い、彼は3カ月ほどで、悪化しつつあった首こり・肩こり・肘の痛み・腕のしび

れといったすべての症状を治すことができました。

本書でご紹介する**「あご押しストレッチ」「首のテニスボールストレッチ」「腰のテニスボールストレッチ」**などのセルフケアを毎日行った結果です。

おかげで、この高校生は「将来もずっと絵を描き続けたい」という夢を持ち続けられたのです。

アスリートの疲れと一般人の疲れの違い

近年、高校野球のピッチャーに関する球数制限が話題になっています。

肩や肘の関節を酷使することで、若者の未来に問題が起こる可能性を否定できないために、さまざまな議論が行われています。

関節は、いわば「消耗品」です。

野球のピッチャーのように、ほぼ100%の力を込めて特定の関節を著しく使い続ければ、その関節だけでなく、周囲の靭帯《じんたい》・腱・筋肉に問題が起こりやすいのは事実です。

それはもう〝外傷性の障害〟、つまりケガに近いものと考えていいと思います。

しかし、一般的なビジネスパーソンの場合は、野球のピッチャーのように、**動かしすぎて関節を痛めるケースはほぼありません**。

その証拠に、例えば腰痛では「外傷腰痛」という言葉は存在しません。

仕事上の特徴から、アスリートと同じようなパターンで関節疲労が現れるのは、すでにお話ししたように「同じ動きを繰り返している」という人。

音楽関係の仕事に就いている人は、その代表格です。

シンガーソングライターやピアニストは、ほぼ同じ姿勢をしながら、ピアノやギターを長時間弾き続けます。

バイオリニストは、体の左側を固定しつつ、同じ動きを連続して行います。

その結果、過剰な負荷がかかった箇所に異常が出るのは、当然のことです。

しかし、繰り返しになりますが、**一般的には「関節を動かさずにいる」ために関節疲労が発生するケースのほうが圧倒的に多い**のです。

関節疲労の種類が違うのですから、適切なケアの仕方も異なります。

プロ野球のピッチャーが登板後、肩や肘をアイシングしている様子がテレビ中継でよく映し出されます。

それは、ほぼ外傷性の障害であること。

また、激しく連続した動きによって熱を持っているため、冷やすことで回復を速めること。

こうした理由から行われていると考えてください。

対照的に、関節を動かさずにいるために発生した関節疲労では、温めるほうがずっと効果的です。

具体的な温め方については、第3章でご説明しますので、そちらを参考にしてください。

首・腰・膝・肩・肘の関節を最適化すれば疲れない

五大関節のケアが疲労対策の重要なカギ

全身に点在している関節の中で、疲れない体をつくるためにまず重視すべきは、**「首」「腰」「膝」の関節**です。

体のセンターライン上にあり、大きな負荷となる体の重みを支えている関節を「荷重関節」と呼びますが、これらの関節は代表的な荷重関節です。

多大な負荷にさらされ続けているので、関節疲労のリスクと常に隣り合わせ。**慢性疲労を克服するうえで、最適なケアを施すのは必須**と言えます。

先に、「1つの関節がサビつくことで、他の関節にも悪影響が波及する」とご説明し

関節疲労が招く姿勢の変化

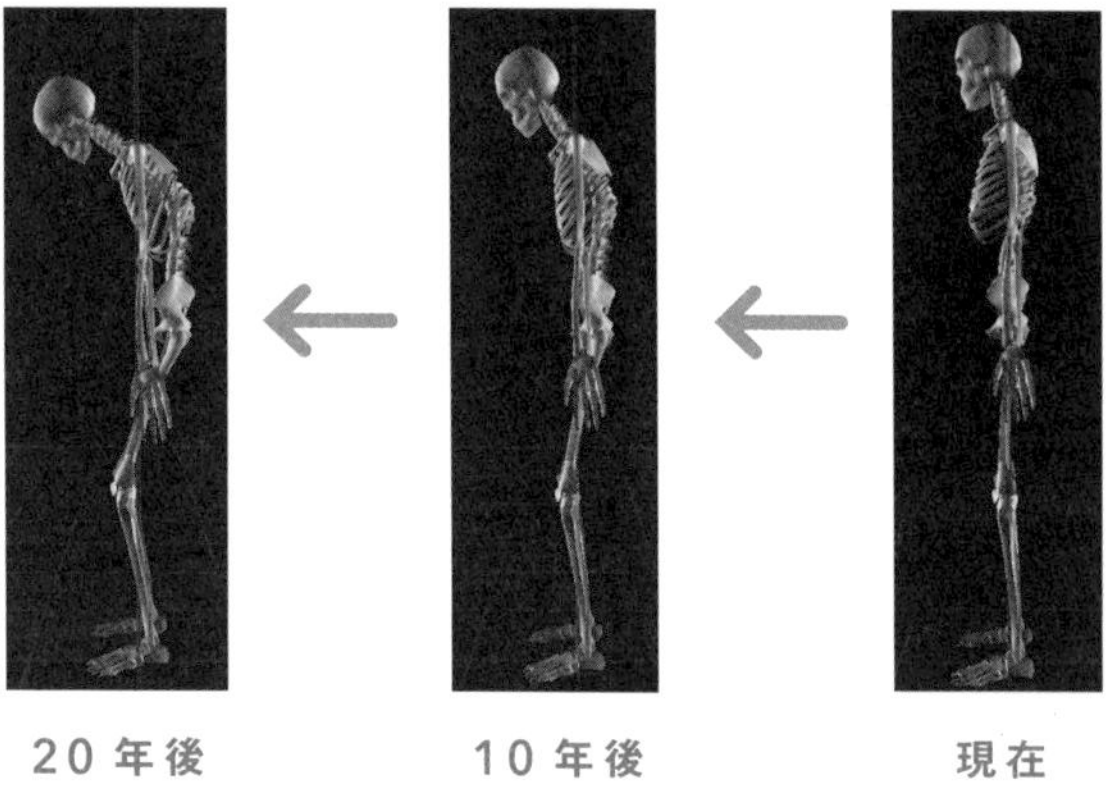

ました。

関節への意識が乏しく、有効なケアをなんら行わずにいると、**これら首・腰・膝の関節を中心に〝関節の老化〟が進行していきます。**

上の写真を見てください。

当院では、レーザー光線で患者さんの姿勢を解析し、そのデータをパソコン上で処理して全身画像を映し出す「3D姿勢予測装置」を導入しています。

この機器を使えば、**「関節ケアをせずに今の姿勢を続けると、将来どうなるか」**という予測を、患者さんに視覚的にお伝えできます。

この写真（一般的な40代の姿勢予測）を見れ

ば、関節に無関心でいると、頭が前に出て、膝が曲がり、どんどん背中が丸くなっていく可能性が高いことをイメージできるはずです。

さらに、ビジネスパーソンでは、**「肩」「肘」という2つの関節も見逃せません。**人によってスタイルが多少違っても、仕事や家事では総じて手を使う作業が多く、特にオンタイムで、これらの関節に危機が迫っているからです。

首の関節…疲労の元凶は「ストレートネック」

人間の背骨は、1本の長い骨ではなく、小さな骨（椎骨）が1つ1つ積み重なって成り立っています。

その配列において、7つの椎骨が連なって構成されているのが、首の「頸椎」です。頸椎は本来、後方に向かって緩やかに反るようにカーブしています。

そして、このカーブがあることで、体重の約10％もある頭の重みを分散させるクッション機能が働き、首や頭の位置を背骨の真上に保つことができています。

背骨の構造

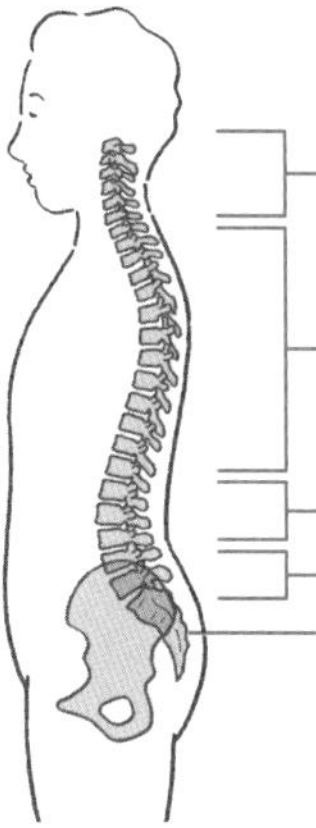

小さな骨（椎骨）が積み重なった背骨。Ｓ字カーブの形状によるクッション作用で、頭の重み・体重・地面からの衝撃などを分散させている。

ところが、首を前に突き出したり、うつむいたり、前かがみになったりする姿勢が多いと、頸椎に過剰な負荷がかかり、たいせつなカーブが失われ始めます。

例えば、**頭が前方へ２cm出るだけで、直立姿勢の場合に比べて２倍の負荷が頸椎にかかります。**

体重60kgの人ならば、およそ12kgもの負荷になります。

さらに、頭が前方に４cm出ると、頸椎にかかる負荷はなんと５倍にもはね上がります。これは、体重60kgの人ならば、なんと30kgもの荷物を頭に乗せているようなものなのです。

現代人、とりわけオフィスワーカーは、頸椎のカーブが失われやすい日々を過ごしています。

パソコン作業などのデスクワークに集中すればするほど、首を前に突き出した姿勢になる人がほとんどです。

ほかにも、スマートフォンや携帯ゲーム機を使うとき。

読書や勉強をするとき。

料理や洗い物をするとき。

車の運転をするとき――。

いずれも、うつむきや前かがみの姿勢になりやすく、それだけ頸椎に大きな負荷をかけているのです。

こうした負荷に対し、首はまず周囲の筋肉の力で対抗しようとします。

しかし、悪い姿勢が習慣になっていれば、筋肉はすぐに悲鳴を上げます。

ずっしり重い頭を支えるため、ほぼ休みなく働いた筋肉は緊張しっぱなしになり、

正常な首とストレートネック

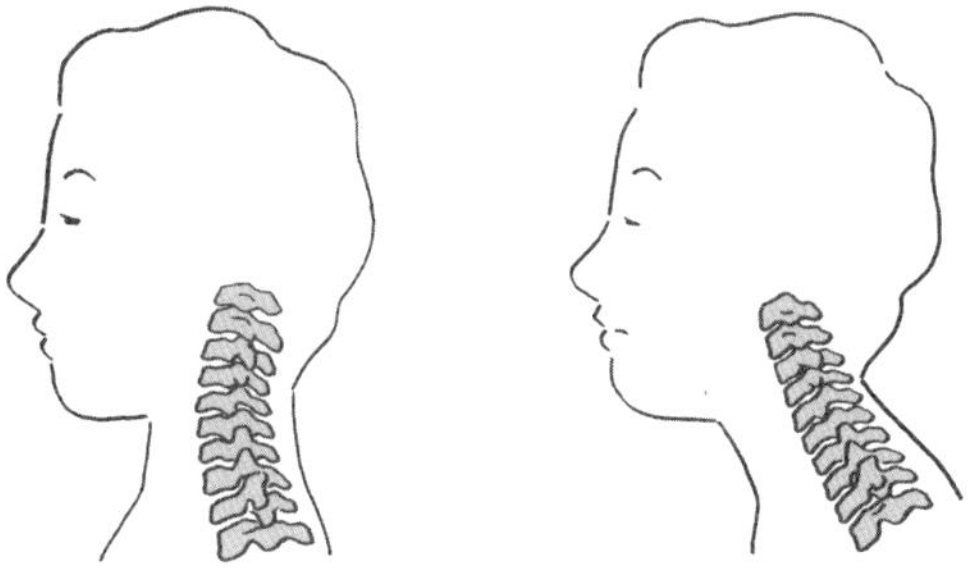

頸椎本来のカーブが消失すると、頭を支えるのに大きな負荷がかかる。

硬直して疲労も蓄積していきます。
その結果として、**まず現れるのが、首や肩のこり・張り・痛みです。**

この段階の首こりや肩こりなら、いわゆる筋肉痛の類いの不調ですから、すでにお話ししたように筋肉へのケアで不調を取り去ることが可能です。
ただし、それでもまだ、首に過剰な負荷をかける生活を続けていると、早々に問題は筋肉のレベルを超え、**「ストレートネック」という頸椎の異常**を生み出すのです。

ストレートネックとは、**緩やかにカーブしているはずの頸椎が、前方に向けてまっ**

すぐになってしまった状態です。

特にこの10年ほどで、ストレートネックの人が急増しています。

当院の患者さんでは9割以上がストレートネックになっており、街中を見渡しても「日本人の8～9割にストレートネックの兆候がある」と感じるほどです。

ストレートネックになると、頸椎のクッション機能は大幅に低下するので、首周りへの負担はいっそう増大します。

そのため、首や肩のこり・張り・痛みは、当然ながら悪化します。

また、頸椎に異常をきたしているのですから、マッサージでやり過ごそうとしても、不快な症状は再びすぐに現れるようになります。

それどころか、頭の重みと重力によって、頸椎の骨と骨の間のスペースが狭まってしまいます。

すると、「首が思うように回らない」といった具合に、頸椎の動きに制限が出てくるのです。

こうして、頸椎の間が狭まって固まったような関節疲労の状態になると、周囲にある血管や神経も圧迫され、さらなる不調が顔を出すようになります。

頸椎の下のほうが圧迫されると、**首や肩の痛みの悪化、首の可動域の制限のほか、腕や手にかけてのだるさ・しびれ**が現れやすくなります。

また、頸椎の上のほうが圧迫されると、**頭痛・めまい・吐き気・耳鳴り・イライラなど、自律神経失調症のような症状**が起こってきます。

これは主に、頸椎にある穴を通っている大きな動脈（椎骨動脈）の血流が悪くなり、頭部が〝酸欠〟〝ガス欠〟のような状態に陥るためです。

腰の関節…8割の人に不調が見られる「仙腸関節」

全身の活動に欠かせない腰の動きは、2つの関節がうまく連携することで機能しています。

1つは、背骨の腰部分を構成している「腰椎」から成る関節。

もう1つは、骨盤中央の仙骨と左右の腸骨の境目にある「仙腸関節《せんちょうかんせつ》」です。

私たち人間の腰は、これら2つの関節がうまく連携することで、体の荷重や地面からの衝撃をクッションのように和らげ、正常に機能しています。

ところが、例えば前傾姿勢で長時間座るような習慣があると、**腰椎と仙腸関節のコンビネーションが悪くなってしまいます**。

プロローグでも述べたとおり、体の構造を〝建物〟に例えるなら、骨盤にある仙腸関節は〝土台〟に相当し、その上にある腰椎は〝柱〟に当たります。

その構造が崩壊するのを見逃していいはずがありません。

特に仙腸関節は、不具合が生じやすい関節なので注意が必要です。

仙腸関節は、前後左右にわずか数㎜だけ動く関節です。

そのわずかな可動域があるおかげで、クッション機能が働き、全身で歯車のように連動している関節の「連携の要」としての役割も果たしています。

しかし、**可動域が狭いだけに引っかかりを起こしやすい**のです。

腰の関節のしくみ

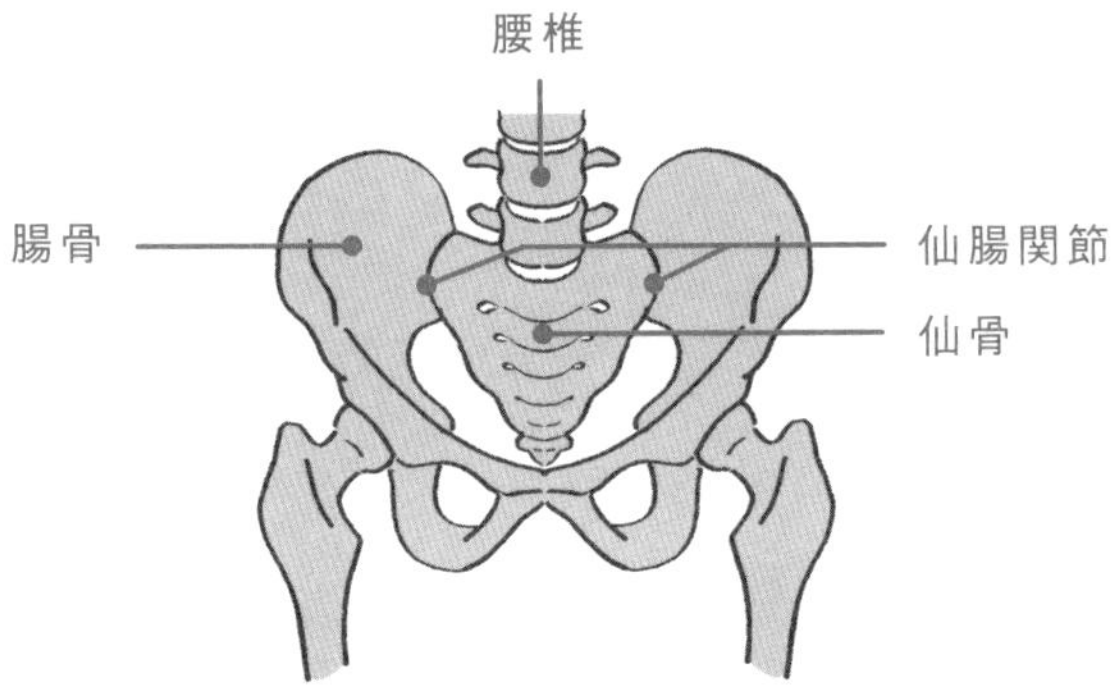

仙腸関節は、骨盤中央の仙骨と左右の腸骨の境目にある。
全身で歯車のように連動している関節の「連携の要」。

前傾姿勢で長時間座る習慣がある場合、腰から背中にかけて走る筋肉（脊柱起立筋）が引っ張られて緊張し続け、その筋肉とつながる仙骨の位置もズレて、骨盤が寝た状態になるという悪循環が生まれます。

その結果、**仙腸関節は固まってしまい、荷重バランスや衝撃吸収などの機能が大幅に低下**してしまいます。

すると、腰周りの筋肉や椎間板などの組織にもしわ寄せが及ぶようになります。

腰周りの筋肉・腱・靭帯などの組織が固くなっていき、そのことが血液や神経の流れを阻害します。

また、体重の負荷や地面からの衝撃を和

らげるうえで、仙腸関節が担っていたぶんを椎間板がフォローすることになり、結果的にその椎間板も疲弊していきます。

こうして、腰の関節疲労が悪化し、痛みも増していくわけです。

現在の日本では、**約8割もの人に仙腸関節の不調がある**と言われています。

私が接してきた腰痛の患者さんともなると、ほぼ全員に仙腸関節の機能不全、または機能低下が見られるほどなのです。

仙腸関節と名コンビを組み、体の〝柱〟として機能している腰椎は、5つの椎骨から成り立っています。

腰椎を含めた背骨は、本来、全体として緩やかな〝S字カーブ〟を描いています。

仙腸関節と同じく、この背骨のS字カーブも、体重や重力からくる負荷、地面からの衝撃を和らげる機能を果たしています。

ところが、やはり前かがみになりがちな習慣があると、背骨のS字カーブはどんどん崩れていきます。

腰の部分を構成する腰椎〜そのすぐ上にある胸椎《きょうつい》という関節の下部辺りは、後方へ向かって少しだけ反った形のカーブであるべきなのに、**そのカーブが失われてほぼ直線状になってしまう**のです。

また、腰椎や胸椎の柔軟性も大幅に低下します。

こうなると、腰周りの筋肉・椎間板などに余計な負荷をかけることになり、疲労や痛みを悪化させる要因になります。

最初は筋・筋膜性腰痛（腰の筋肉痛）程度で済みますが、その症状が慢性化してしまうと、たいていは椎間板にダイレクトな異常が現れます。

その代表的なものが、皆さんも一度は耳にしたことがあるはずの、椎間板ヘルニアという疾患です。

膝の関節：伸ばす機会を増やさないとダメになる

世の中には「膝の関節は１つ」と思い込んでいる人が多いのですが、膝は２つの関節から構成されています。
1つは、太ももの骨（大腿骨《だいたいこつ》）と脛《すね》の骨（脛骨《けいこつ》）で構成される「大腿脛骨関節」。もう1つは、膝のお皿の骨（膝蓋骨《しつがいこつ》）と大腿骨で構成される「PF関節（膝蓋大腿関節）」です。

現代の日本人においては、**これら膝の関節での疲労・動かしづらさ・痛みといったトラブルを誘発する**習慣があります。

その習慣の有無はたった1秒で確認できますから、やってみましょう。

では、この本を見ている視線を下に動かし、ご自分の膝が今、どのような状態になっているかをチェックしてください。

はい、確認作業は終わりです。
では、あなたの膝はどのような状態になっていましたか？
おそらく95％以上の人が、膝をいくらか曲げた状態にしていたことでしょう。
つまり、とにかく**私たちは普段、「膝を曲げてばかりで伸ばしていない」**のです。

膝の関節のしくみ

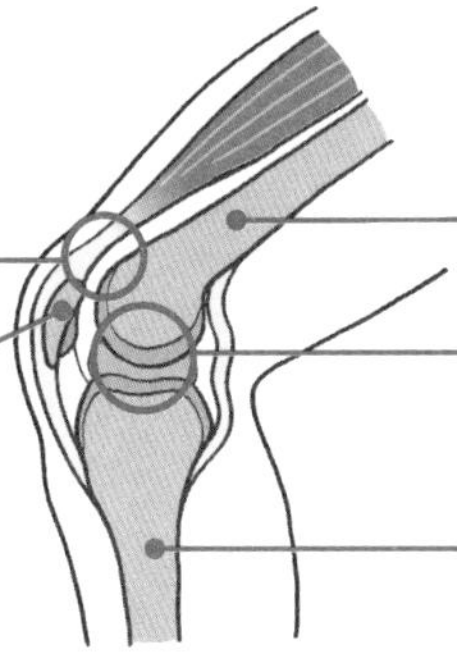

膝は「大腿脛骨関節」と「PF関節（膝蓋大腿関節）」の2つの関節から構成されている。

座っているときも、寝ているときも、歩いているときでさえも、ついつい膝を曲げてしまうもの。

このように「膝を曲げる」という同じ動きばかりを繰り返し、しかも、デスクワークなどでは、その体勢を長時間続けているわけです。

膝のお皿の骨の上には、太ももの筋肉から伸びる腱（大腿直筋の腱）が付着しています。

そして、お皿の骨の上を通った後、靭帯（膝蓋靭帯）として、お皿の骨と脛の骨をつなぎとめています。

ここで、常に膝が曲がっているような姿勢でいると、「大腿直筋―大腿直筋の腱―

膝蓋靭帯のライン」がずっと引っ張られることになります。

膝蓋骨は内側に押し込まれて、ＰＦ関節のスペースが狭くなっていきます。

そのため当然、可動域の制限や痛みが出てきて、関節が固まっていきます。

また、大腿脛骨関節のほうでも、トラブルが引き起こされます。

膝が曲がると、**膝蓋骨が外向きになるのでＯ脚になりやすく**、膝の内側の後ろ側に重心が乗り続けて大きな負荷になります。

つまり、太ももの骨・脛の骨の軟骨や半月板の内側で、磨耗の速度が早まるということです。

肩の関節…肩の位置が前方になる「巻き肩」が大問題

肩こりや四十肩・五十肩に代表される肩の関節疲労は、まずストレートネックになり、その後に派生して「巻き肩」になって発生するケースがほとんどです。

肩の関節のしくみ

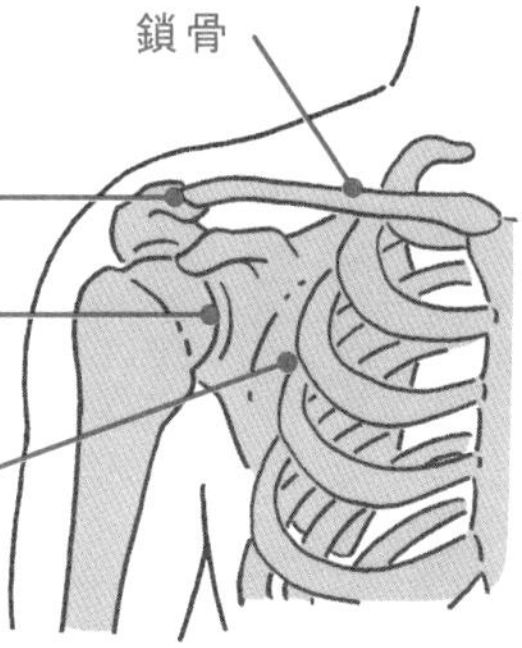

肩周りを前面（おなか側）から見た図。
肩には小さくても重要な関節が複数あり、密接に連携している。

巻き肩とは、肩の位置が前方に移動してしまっている状態です。

ストレートネックと同様、私たちは「巻き肩にもなりやすい生活をしている」と言わざるを得ません。

仕事をするにしても、家事をこなすにしても、手を使う作業のほとんどは、腕を前に出して行います。

そのせいで、「肩の前後中央の部分が耳の下にある」のが本来あるべき状態なのに、「肩の位置が前方にシフトしている」「肩が内側に入る」という巻き肩になってしまうのです。

巻き肩の状態になると、**肩の「横軸のラ**

イン」が大きく崩れてしまいます。

肩の横軸のラインとは、肩先の前後中央の部分から、肩の中央を通って首元までを結んだとするときにできる線のこと。

この横軸のラインが、本来は体とほぼ水平であるべきなのに、斜め前へ伸びるような形になるのです。

ちなみに、解剖学的に肩を見ると、肩の関節は1つではありません。

多くの人がイメージする「肩関節」は、肩甲骨のくぼみ部分（関節窩《かんせつか》）に二の腕の骨＝上腕骨の先端の丸い部分（上腕骨頭）がはまるようにして構成される関節（肩甲上腕関節）です。

こうした形状の関節（球関節）であるため、さまざまな方向に動くことができ、本来は「最も動く範囲が大きい関節」とされています。

そして、この関節のすぐそばに、サイズとしては小さくても重要な関節が複数あり、密接に連携しています。

それにもかかわらず、肩の横軸のラインが崩れてしまうと、それぞれの関節、周囲にある筋肉・腱・靭帯、さらには関節どうしの連携など、さまざまな面でのバランスが崩れてしまいます。

こうなると、余計な負荷を受けた組織に異常が発生し、肩周りの動きづらさや痛み・張り・こりが生じて、関節疲労に悩まされるようになるのです。

肘の関節…過度のマウス操作で急増中の病気とは？

肘周りの疲れに関係し、近年急増している疾患があります。手のひらを上にしたときの、肘の外側に相当する範囲の筋肉・腱に痛みが現れる「上腕骨外側上顆炎《じょうわんこつがいそくじょうかえん》」です。

これは、筋肉・腱の疾患なので、基本的には関節や骨に異常があるわけではありません。しかし、現実として今、**この肘の外側の疲れ・重だるさ・痛みに悩まされている人が数多くいます。**

そこで、「関節」という言葉を銘打った本書でも扱うことにしました。

肘の外側に不快な症状が現れる原因は、手首を反らせる動きや、肘下を外側へひねる動き（外旋《がいせん》）を繰り返すことです。

こうした動きをするために使う筋肉は、手首から肘にかけて数本あり、すべてが肘の外側に集まっています。

もう少し細かく言えば、それらの筋肉の先は腱となり、肘から肩にかけてある骨（上腕骨）の肘部分の外側にくっついています。

手首を反らせたり、肘下を外側へひねったりする動きを何度も繰り返すと、これら複数の筋肉が収縮しっぱなしになり、それらの骨との付着部が過剰に引っ張られてダメージとなり、炎症を引き起こします。

これが、肘の外側のしつこい疲れ・重だるさ・痛みの発生するメカニズムです。

この疾患になると、日常生活で苦痛を感じる場面が多くなります。

例えば、タオルを絞るとき、ドアノブ・水道の蛇口・ペットボトルのキャップ・ビンのふたなどをひねるとき、パソコンのマウスを操作するときなど、苦痛を伴う場面は多岐にわたります。

特に、**パソコンのマウス操作は、ビジネスパーソンが毎日頻繁に行う動作**。

この動きこそ、上腕骨外側上顆炎という疾患を急増させている主原因なのです。

疲労のたまった関節をストレッチで最適化

疲れていればいるほど、体を動かすのがめんどうになる気持ちはわかります。

しかし、しつこい疲労を解消し、絶対に疲れない体をつくるためには、「疲れているから動かない」はＮＧです。

「慢性疲労に対抗するには関節を動かすこと、つまり関節ストレッチを実践することが最も有効である」と、声を大にしてお伝えしておきます。

その理由は、ここまで読んでいただいたので、もうおわかりでしょう。

動かさなければ、可動域が狭小化した関節はいっそう強く固まり、周囲の筋肉も硬直するなどの異常が発生していきます。

すると必然的に、筋肉と骨の接続部分である腱や、骨と骨をつないで関節を安定させる靭帯などの組織も、一様に衰えていきます。

その結果、可動域が小さくなっている関節はいっそう固まり、関節の疲労度が高まっていくのです。


また、「関節を動かさない＝体を動かさない」ということであり、筋肉の機能低下などから血液・神経の流れも悪くなり、この状態がまた、疲労や痛みを増幅させる要因になります。

さらに、体を動かさずにいると、肉体疲労がほとんどないため、睡眠の質も低下しがちになります。

すると、自律神経のバランスが崩れ、血流はますます悪化していき、〝**現代的な慢性疲労**〟**が体にこびりついてしまう**のです。

今の時代は、オンタイムでもオフタイムでも、体を動かす機会が減っています。

文明が進化し、車や電車で移動し、インターネットで買い物をし、仕事も座ってパソコンで行えば疲れずに済むかのようです。

しかし、皮肉なことにそのぶんだけ、関節の問題からくる慢性疲労が発生しているわけです。

とはいえ、社会構造を大幅に変えることは不可能ですし、現役世代であるほど時間に追われていますので、根本的な問題と言える関節トラブルを効率的に解消するしか手はないでしょう。

その点、疲労の発生メカニズムに合理的なアプローチができる関節ストレッチは、強力な武器になります。

言わば、**問題のある関節を最適化し、最高の疲労対策になる関節ケア法**です。

次のページでは、疲労対策のポイントになる「首・腰・膝・肩・肘の関節疲労度」をチェックできるテストを用意しました。

問題のある部位が多かった人ほど、できるだけ積極的に関節ストレッチを実践することをお勧めします。

関節疲労度を判定できる

セルフチェックテスト

立った姿勢で確認

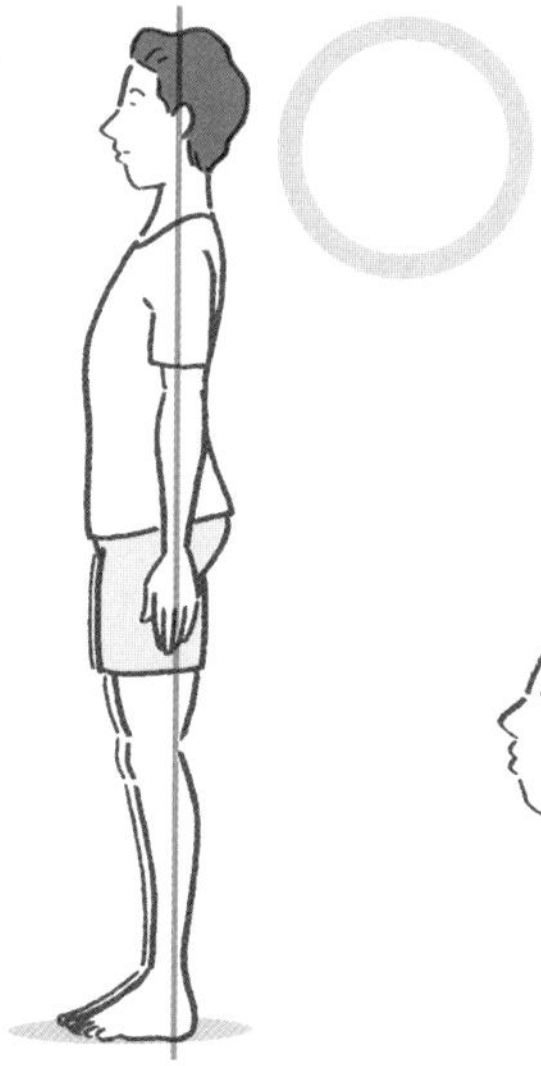

普通に立ったとき、これが本来の正しい姿勢。「耳の穴」「肩の前後中央」「脚のくるぶし」が、床と垂直で直線上にある状態。

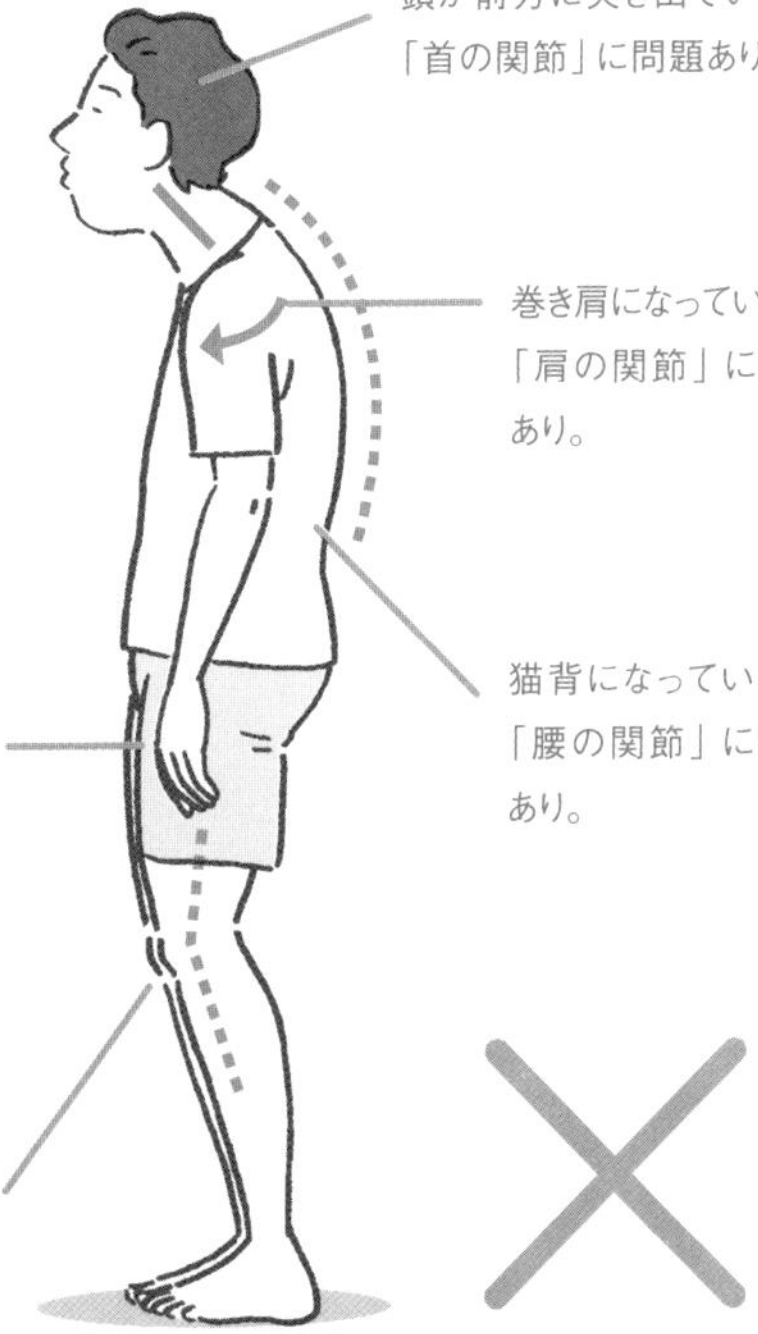

頭が前方に突き出ていると、「首の関節」に問題あり。

巻き肩になっていると、「肩の関節」に問題あり。

猫背になっていると、「腰の関節」に問題あり。

腕が前方に出て、手の甲が前を向いていると、「肘の関節」に問題あり。

膝が曲がっていると、「膝の関節」に問題あり。

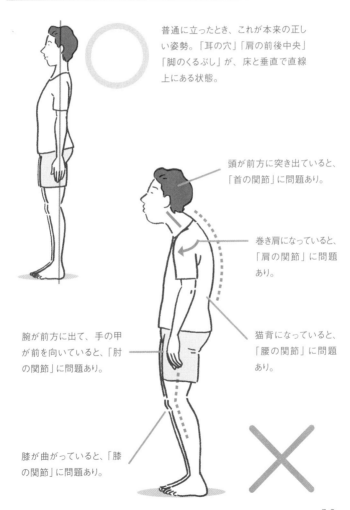

首を回して確認

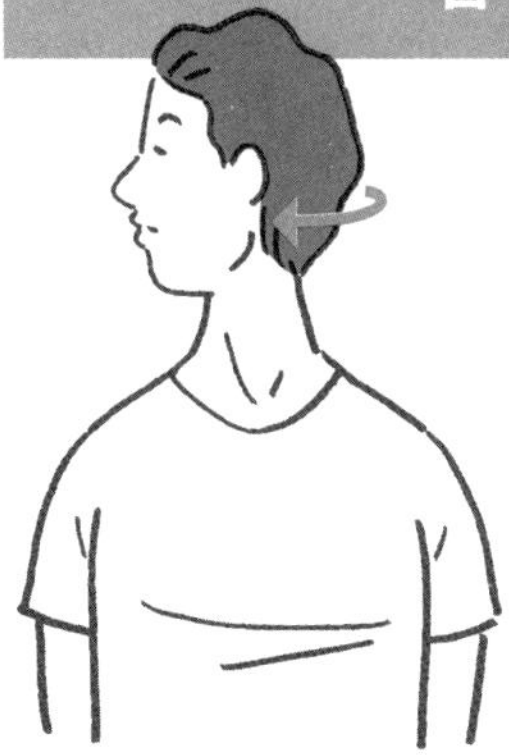

イスに座り、上半身の姿勢をまっすぐキープする。そのまま、肩の位置を動かさずに、頭を左右に回して後ろを見る（目は動かしてOK）。
「左右とも後方170度ぐらい（ほぼ真後ろ）が見える」、または「左右とも頭〜首が90度ぐらい回せる」ならば問題なし。うまくできない場合は、「首の関節」に問題あり。

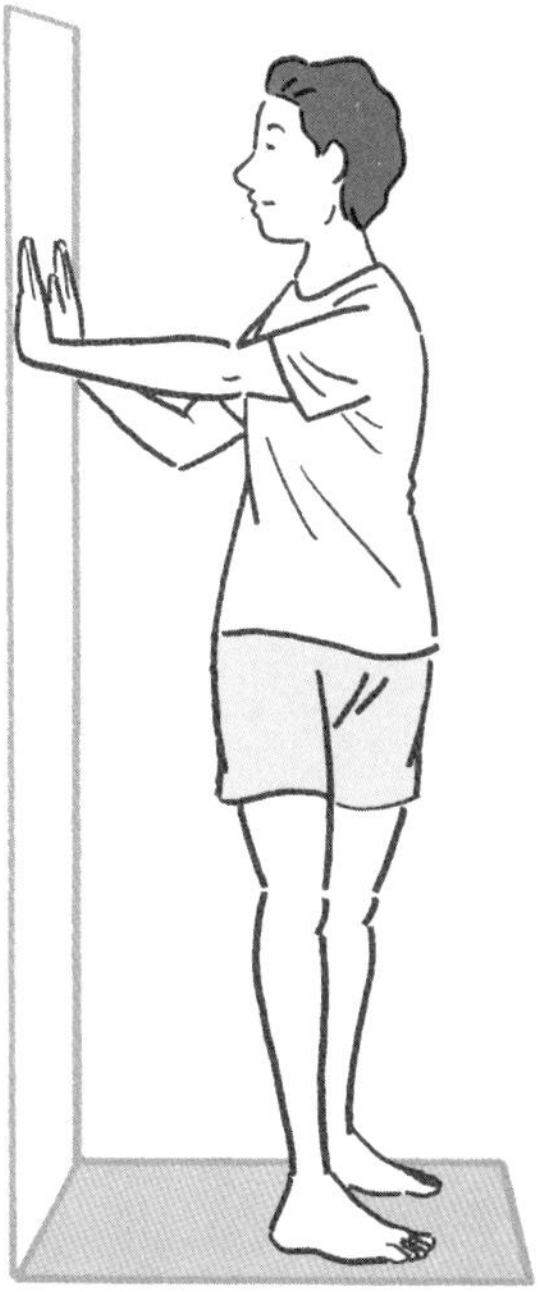

上半身をひねって確認

約30cm後方に壁がある位置で、両脚を肩幅に開いて立つ。
下半身を動かさないように意識しながら上半身を左右に回す。

左右どちらとも、後方の壁を両手で触れることができれば問題なし。
うまくできない場合は、「腰の関節（腰椎〜胸椎）」に問題あり。

第１章のまとめ

▶ マッサージや筋トレに頼るべからず。
慢性疲労の元凶にはアプローチできない！

▶ 「疲れやすい」「疲れが抜けない」の
根本原因は、サビついて固まった関節である

▶ 関節疲労を見過ごしてケアしないと、
“不調の連鎖”が始まってしまう

▶ 重視すべき関節は
「首」「腰」「膝」「肩」「肘」の5つ！

▶ 疲れているからといって、動かないのはNG。
効率的・合理的な方法で関節は最適化できる

第2章

「オンタイム」で疲労を最小化するストレッチ

仕事をしながら実践できる究極の疲労回復メソッド

所要時間1分！ 忙しいオフィスワーカーに最適

究極の疲労対策メソッド「関節ストレッチ」を、実際にやってみましょう。

まずは、**仕事や家事をしている「オンタイム」**で、**疲労を最小化するストレッチ**を計6種類ご紹介します。

どのストレッチも、所要時間は1〜3分間ほど。

忙しいオフィスワーカーでも職場で簡単に行えるストレッチですが、疲労の根本原因である**関節トラブルに直接作用する**ものばかりです。

実際に行うと、すぐに効果を得られる人も少なくありません。

そのためのポイントは、「イタ気持ちいい」と感じるくらいの加減で行うこと。できるだけ体の力を抜き、リラックスして行いましょう。

初めから、「6種類のストレッチを全部きちんとやらなければ」と難しく考える必要はありません。できるものから1～2種類でいいので始めてください。

そして、**関節を動かす感覚に慣れてきたら、実践する種類を少しずつ増やしていけばいい**と思います。


実践するストレッチを選ぶ際には、前章のセルフチェックテストで「問題あり」となった部位の関節疲労に対応したものをチョイスしましょう。

ひととおり試して、**「やりづらい」と感じるストレッチを選ぶのもお勧め**です。

「やりづらい」と感じるのは、固まっている関節にそれだけ矯正作用がかかっている証拠だからです。


従来、オンタイムには疲労がただ蓄積されていくだけだった人が、関節をほぐして可動域を少しでも広げれば、蓄積する疲労を最小化できます。

そうすれば、**デイタイムのパフォーマンスが一気に上がります**。

合理的・効率的なメカニズムが働く簡単ストレッチ

【基本のストレッチ①】壁オットセイストレッチ

オンタイムにお勧めしたい基本のストレッチは、2種類あります。
そのうちの1つが、「**壁オットセイストレッチ**」です。

オフィスで仕事をしていると、ついつい前傾姿勢を取りがちです。**パソコン作業が仕事の中心になっている人ならなおさら**で、ほかにも車の運転時間が長い人、前かがみで荷物を上げ下げしている人なども当てはまります。
そして、普段からこのように前かがみになる習慣がある人では、腰の骨である腰椎《ようつい》に「前方へ体重をかける癖」がついてしまっています。

つまり、「**前方重心の体になっている**」ということです。

壁オットセイストレッチでは、そんな前かがみの姿勢とは正反対のポーズを取ることで、多大なプラス効果をもたらします。

とりわけ注目すべきは、**前かがみの姿勢で前方へカーブしがちな腰椎を、後方へ引き戻す効果**です。

継続していると、腰椎はもちろん、背骨全体の本来のカーブ構造が再構築されていきます。そして、こうした動きをすることによって、腰椎の柔軟性が養われ、前方重心の癖が解消されます。

その結果、理想的な荷重バランス＝「後方寄りの重心」のかけ方が自然とできるようになり、**非常に疲れにくい体をつくることができる**のです。

また、これらの相乗効果によって、従来は前方ばかりにかかっていた負荷がうまく分散されるようになるため、**椎間板ヘルニアの予防**にもなります。

さらに言うと、腰～背中にかけての筋肉にも、大きなメリットがあります。

前かがみの姿勢を続けていると、腰～背中にかけて走っている筋肉＝脊柱起立筋《せきちゅうきりつきん》が引っ張られ続けて、過度な緊張を強いられます。

そして、この筋肉の下端は腰の仙骨という骨に付着しているので、前傾姿勢の継続によって腰周りの筋肉が硬直し、腰の筋肉痛（筋《きん》・筋膜性《きんまくせい》腰痛）の原因になります。

しかし、壁オットセイストレッチをすれば、脊柱起立筋は「いつもとは逆の刺激」によってほぐされることになります。

そのため、**軽度な腰のだるさ・張り・筋肉痛程度なら、抜群の効果を発揮します。**

このストレッチを行うだけで、だいぶ楽になるはずです。


このストレッチはもともと、床に寝て行うスタイルのものでした（オフタイム用の「オットセイストレッチ」として第3章で紹介）。

それをアレンジして、有効性の高さはそのままに、壁さえあればいつでもどこででも行えるようにしたのが、「壁オットセイストレッチ」なのです。

基本のストレッチ①　壁オットセイストレッチ

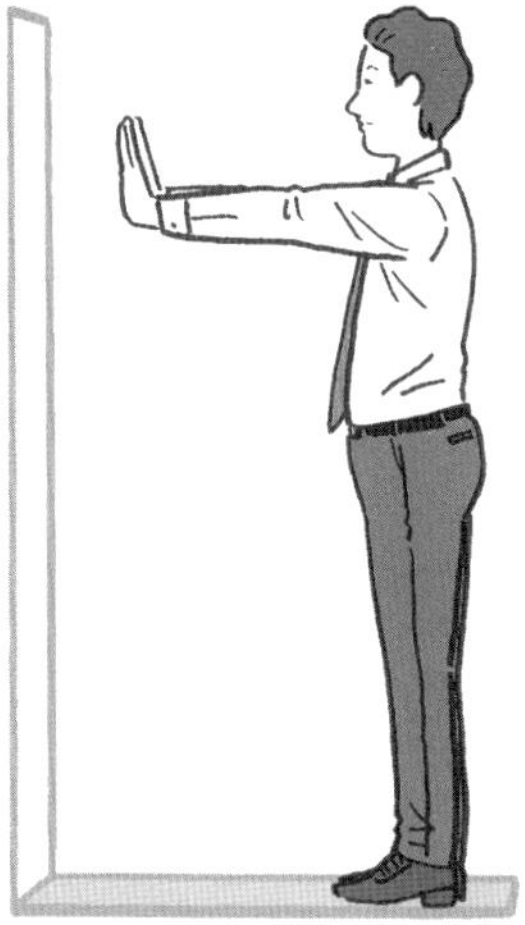

1

両腕を上げて
壁に向かって立つ

左右の腕を垂直に上げ、手のひらと壁が20cmほどの位置に立ち、両足を肩幅程度に開く。

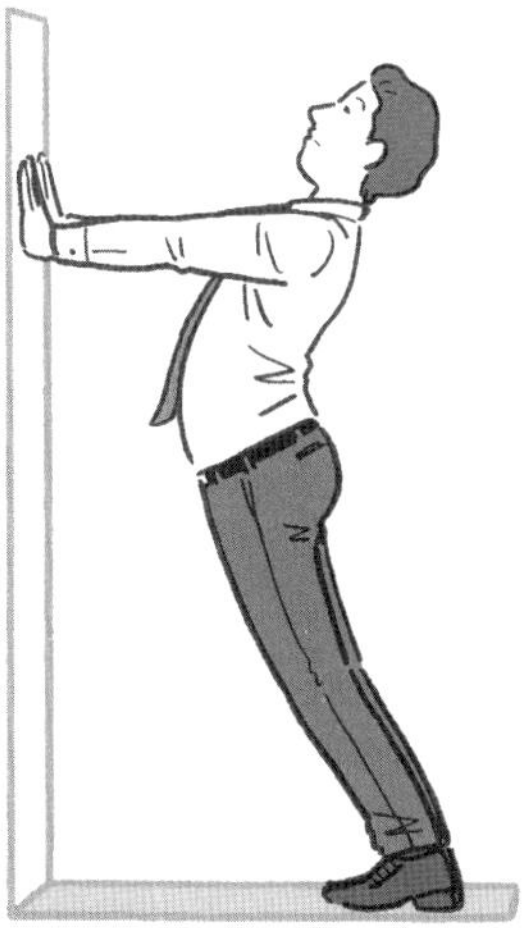

2

壁に手をついて
全身を反らす

肘をまっすぐ伸ばしたままで手のひらを壁につけ、両足の位置がズレないようにしながら、腰から背中の下部を大きく反らせる。その体勢を15秒間キープ。1日に行う回数の目安は2~3回。

【基本のストレッチ②】肩開きストレッチ

オンタイムの基本ストレッチのもう1つが、**「肩開きストレッチ」**です。

先にご紹介した「壁オットセイストレッチ」ほどではありませんが、こちらも体を反らすストレッチです。

しかし、また別のすばらしい効果が2つあります。

1つ目は、**こり固まった腰椎～胸椎《きょうつい》の関節をほぐす効果**です。

背骨の中で、腰椎の関節の最上部（第1腰椎）と、胸椎の関節の最下部（第12胸椎）の接続する部分は、正式には「胸腰椎移行部《きょうようついいこうぶ》」と呼ばれています。

そして、ビジネスシーンにおいては、この胸腰椎移行部から折れ曲がるように「前かがみの悪い姿勢」になっている人が多いという事実があります。

特に当てはまるのは、**デスクワークや車の運転に従事している人、美容師、調理師、看護師、保育士、介護士**などの人たちです。

基本のストレッチ②　肩開きストレッチ

1

机を背にして立ち
背中側で両手を組む

机を背にして20cmほどの位置でまっすぐ立ち、両足を肩幅程度に開く。背中側で両手を組み、組んだ手を机の上に乗せる。

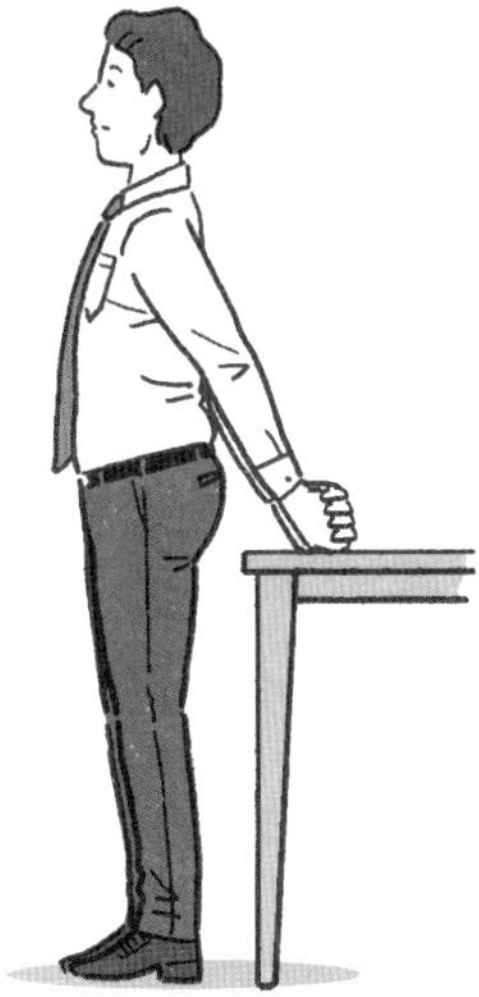

2

膝を曲げて
体を沈ませる

肘をまっすぐ伸ばしたまま、机の上の手の位置がなるべくズレないようにしながら、膝を曲げて体を沈める。背中の真ん中から上部を反らせ、両肩が大きく開いた体勢を15秒間キープ。1日に行う回数の目安は2～3回。

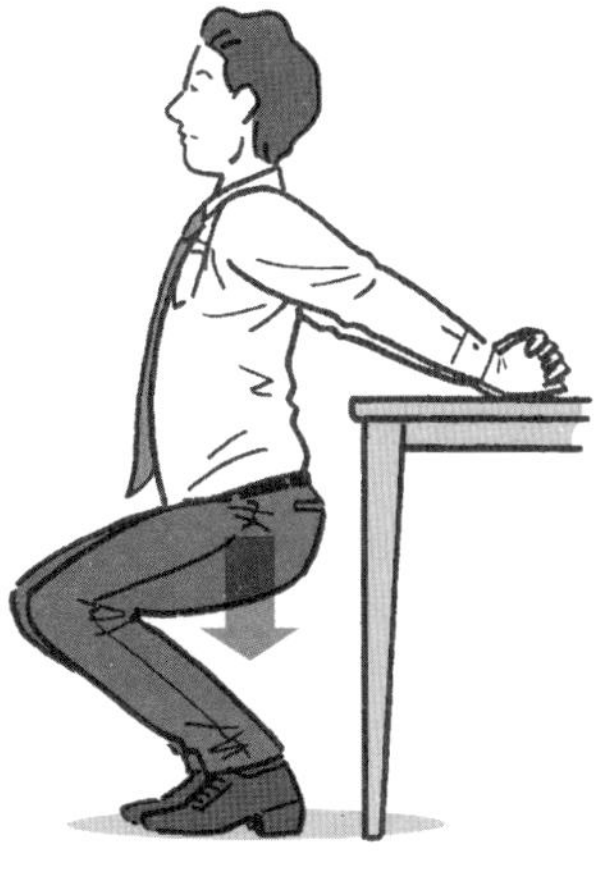

そのため、これらの仕事をしている人はもちろん、腰〜背中にかけての疲れがつらいと感じている人にとっても、肩開きストレッチは最適なのです。

また、2つ目の効果としては、**肩周りに起こりやすいトラブルの解消・予防**が挙げられます。

これは、両肩を大きく開くストレッチであるため、前かがみの姿勢で起こった「巻き肩」を矯正することがよい効果を生むわけです。

巻き肩になると、肩周辺にある複数の関節・筋肉・腱《けん》・靭帯《じんたい》に悪影響が波及し、連携性が低下します。

それが、四十肩・五十肩による腕の動かしづらさ、肩周りの筋肉の硬直・緊張・収縮などによる重だるさや痛みにつながっています。

そうした**不調や疲れの根本原因を正すことで、肩や腕を軽やかに動かせるようになります。**

【全身の疲れに効く】仙腸関節プッシュ

第1章でご説明したように、仙腸関節《せんちょうかんせつ》は全身の関節の「連携の要」です。

しかし、可動域が数㎜なので、とても不具合が生じやすい関節でもあります。**ケアを怠ることで疲労を生み出しやすい関節**、と言うこともできるでしょう。

仙腸関節の機能はできるだけ落とさないようにすべきです。

そのため、オンタイムでもオフタイムでも気を配っていただきたい――。こうした理由から用意した秘策が、**「仙腸関節プッシュ」**です。

正直に言うと、仙腸関節へのセルフケアは、ほんの数年前まで「床に横になって行うメソッド」しかご紹介していませんでした。

それは確かな効果がある手法なので、オフタイムに実践していただけるように第3章でご紹介します（「腰のテニスボールストレッチ」）。

仙腸関節プッシュは、そのアレンジ版と考えていただくといいでしょう。

すぐに固まってしまう仙腸関節を緩める効果は、こちらも変わりありません。

オフタイムに行う腰のテニスボールストレッチは、自宅で仙腸関節の疲労を完全に取り除くため。

こちらのオンタイムに行う仙腸関節プッシュは、仕事中に仙腸関節の疲労を蓄積させないため。

そのように捉えて、全身の疲労対策として上手に活用してください。

すでに**腰痛持ちの人なら、仕事をしていて違和感があったらすぐに、このストレッチをしてみてください。**

「少し痛いかな」と思うぐらいの刺激を与えると、痛みの軽減に効果的です。

また、「オンタイムは忙しく、左右両側をやるなんて難しい」という場合は、**どちらか片側だけのケアでもかまいません。**

どんな腰痛でも、最初のうちは左右どちらかから顔を出すものです。

そのうちに両側が痛むようになった場合、仕事中など横になれない環境では、仙腸関節プッシュを「痛みの強い側」に行い、帰宅後に両側をしっかりケアしましょう。

全身の疲れに効く **仙腸関節プッシュ**

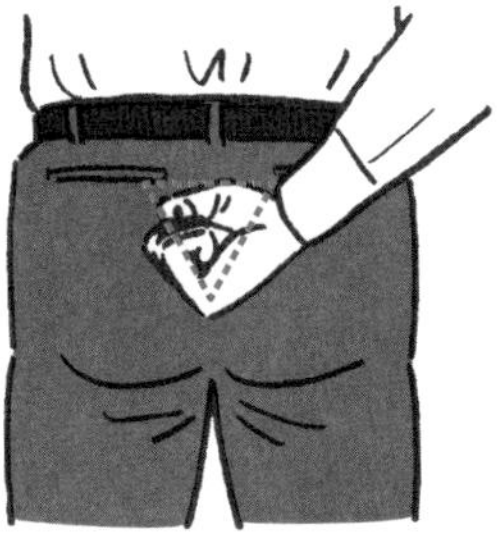

1

仙腸関節の位置を確認する

お尻の割れ目の上の出っ張った部分（尾骨）に握りこぶしを当てる。握りこぶしの位置を逆正三角形の下の角として考え、その上側にある2カ所の角に相当する位置を確認する。それら2つの位置が、仙腸関節にあたるポイント。

2

仙腸関節を手のひらで押し込む

左右どちらかの仙腸関節の位置に、同じ側の手のつけ根を当てる。手の位置がズレないように注意しながら、手を当てているほうの脚を後方に置いたイスに乗せて、仙腸関節を斜め45度ぐらいの角度で強く押し込む。その体勢を10～20秒間キープ。同じ要領で反対側も行う。1日に行う回数の目安は特になく、疲れを感じたときに行えばOK。

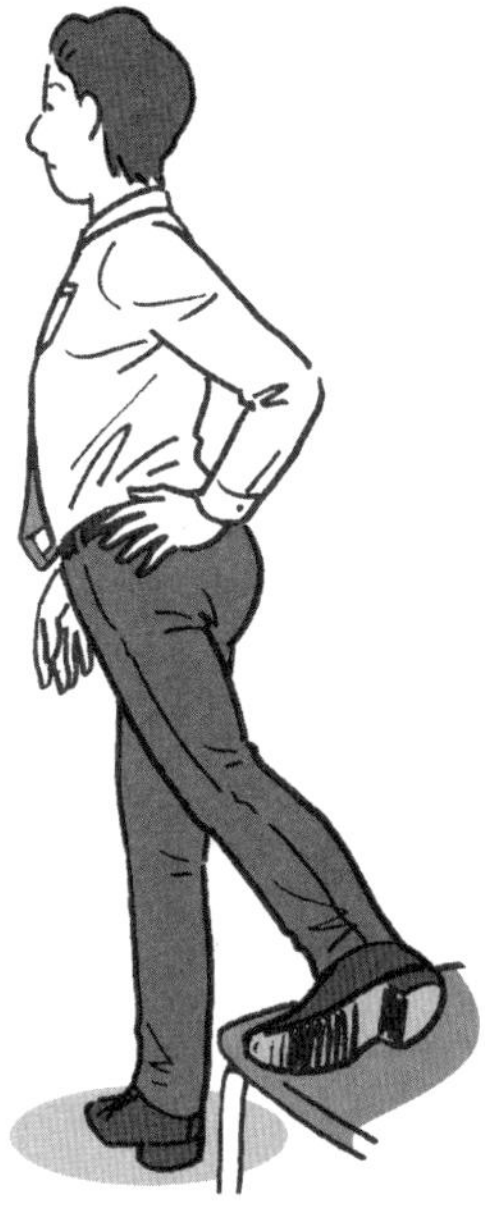

【腕の疲れに効く】外肘伸ばしストレッチ

この**「外肘伸ばしストレッチ」**でターゲットにしているのは、手のひらを上にしたときに肘の外側にある筋肉・腱です。

パソコンの**マウス操作により、この部分が緊張しっぱなし、収縮しっぱなしの状態であることが疲れ・痛みの原因**になります。

ジワーッと引き伸ばして、リフレッシュさせましょう。

PC作業が仕事で必須の人は、この範囲の筋肉・腱を毎日酷使します。

そのダメージを甘く見ていると、**安静時にも肘や肩まで不調が広がって**いくので、早めにこまめなケアを施して解消しましょう。

ただし、オンタイムだけでなくオフタイムにも、肘の外側にある筋肉・腱を酷使する生活スタイルを送っている人がいます。

代表的なのは、**テニスを趣味にしている人、料理で鉄製の重いフライパンを愛用している人**などです。

腕の疲れに効く **外肘伸ばしストレッチ**

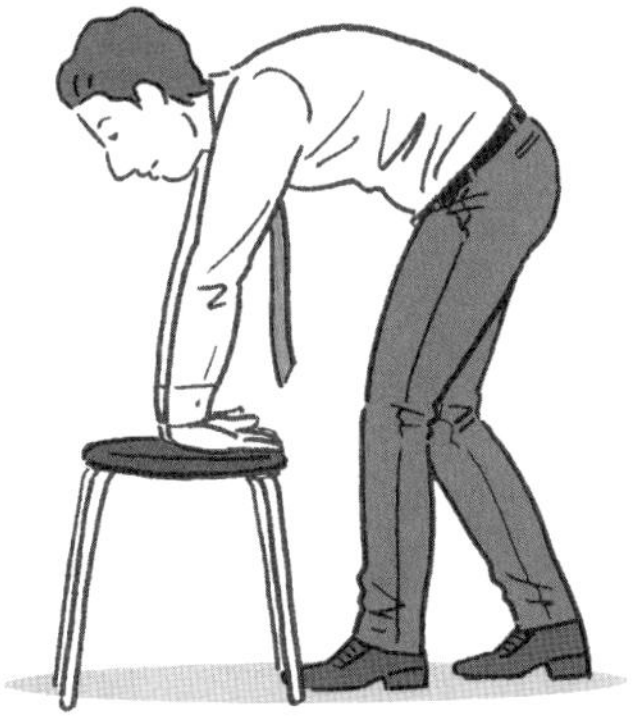

1

手の甲をイスの座面や机につける

イスの座面や机に、肘を伸ばした状態で両手の甲全体をペタッとつける。

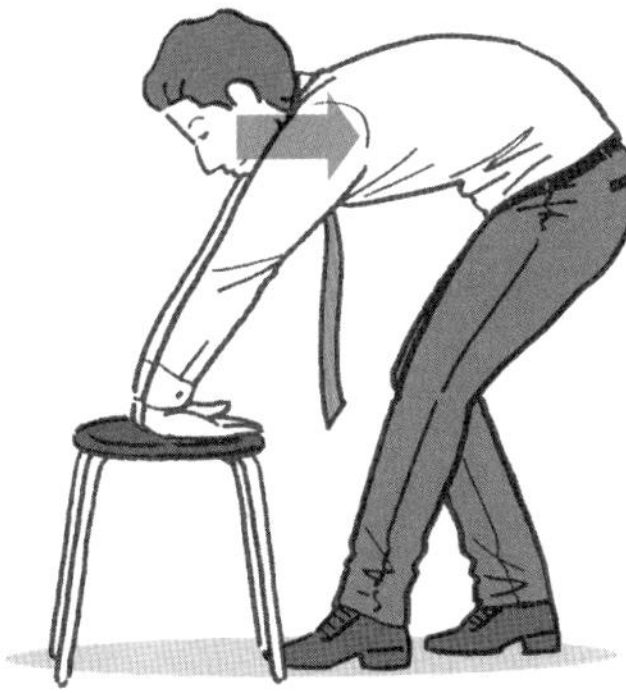

2

肘の前面に見える範囲を伸ばす

手の甲の位置がズレないように注意しながら、体を後方へ少し動かして、肘の前面に見える範囲（手のひらを上にしたとき、肘の外側にあたる範囲）がジワーッと引き伸ばされた状態を15～30秒間キープ。1日に行う回数の目安は特になく、腕の疲れを感じたときに行えばOK。

テニスでバックハンドを打つとき、そして重いフライパンを持ち上げたり揺すったりするときに、この部分にかなりの力が入っています。

ＰＣ作業でも同じことが言えますが、動作を素早く行うことに集中するほど、筋肉・腱に気を配る意識は薄れていくので注意してください。

一方、**ゴルフや草野球をしている人などでは、肘の反対側＝手のひらを上にしたときの肘の内側に、疲れ・痛みを感じる**ケースがよくあります。

なぜなら、手首を手のひら側に曲げる動きや、肘下を内側へひねる動き（内旋《ないせん》）を繰り返しているからです。

こちらが当てはまる人は、このストレッチをアレンジして、**「内肘伸ばしストレッチ」**を行えば効果があります。

アレンジのやり方は簡単です。

イスの座面に手をつける際、指先が自分の体に向くようにして、**手の甲ではなく「手のひら」全体をイスの座面につける**ようにすること。

あとは、同じように体を後方に動かせばＯＫです。

【下半身の疲れに効く】脚振りストレッチ

脚を前後に大きく振るストレッチです。脚の重さと遠心力を利用した疲労対策を打つことができます。

「脚振りストレッチ」に備わった作用の１つは、腰椎の不自然なバランスを矯正できること。

こうして脚を振ると、必然的に腰は少し反ったり丸まったりの動きを繰り返すことになります。

この動きが、**「腰椎の不自然なバランス」という、下半身疲れの大きな要因を改めていく**のです。

また、こうして脚を振り子のように大きく振り続けると、脚のつけ根周りの前面と背面を、同時にうまくストレッチできます。

脚を前方に向けて振るときは、お尻が全体的に伸ばされる。

反対に、後方に向けて振るときは、振っている脚の鼠径部《そけいぶ》からおへその高さあたりまでの範囲が伸ばされる――。

こうしたメカニズムが働くわけです。

そのため、**お尻・鼠径部から足先まで走る血管内で、血流がよくなります。**

イスに座っている時間が長い人は、イスの座面による圧迫と、脚を動かさなすぎることが影響し、下半身の血流が滞りがちです。

しかし、血流をよくすることで、乳酸・老廃物・発痛物質の回収がうまく行われるようになるので、とりわけ**下半身の疲れ・だるさ・張り・こり・痛みの軽減に有効な**のです。

脚のつけ根周りの前面と背面をストレッチすることは、お尻に広がっている神経や、下半身で太く長く足先まで伸びている二大神経（＝坐骨神経・大腿《だいたい》神経）の圧迫を解放することにもなります。

この点も、下半身の疲れを撃退する後押しになります。

下半身の疲れに効く **脚振りストレッチ**

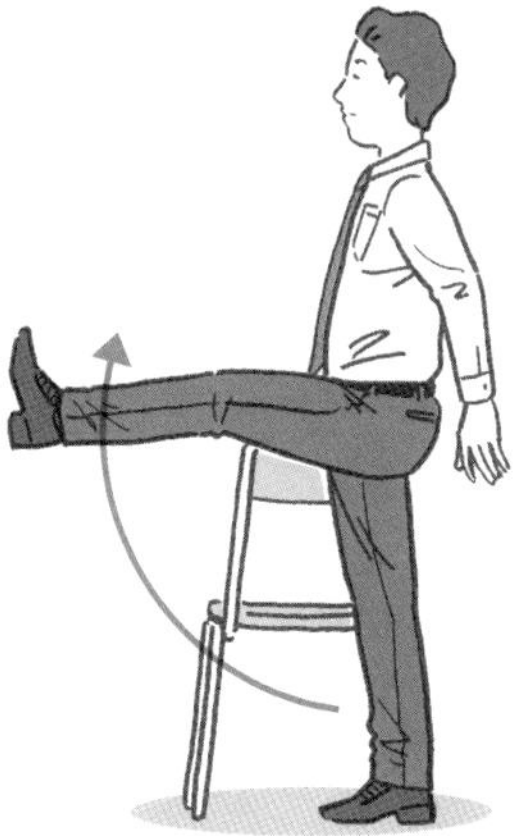

1

片脚を前方に大きく振り上げる

特に疲れているほうの脚を、前方に向けて強く振り上げる。振る脚にあまり力を入れず、膝が曲がらないようにするのがポイント。振る脚の反対側でイスや机に手をかけておけば、バランスを崩して転倒することを防げる。

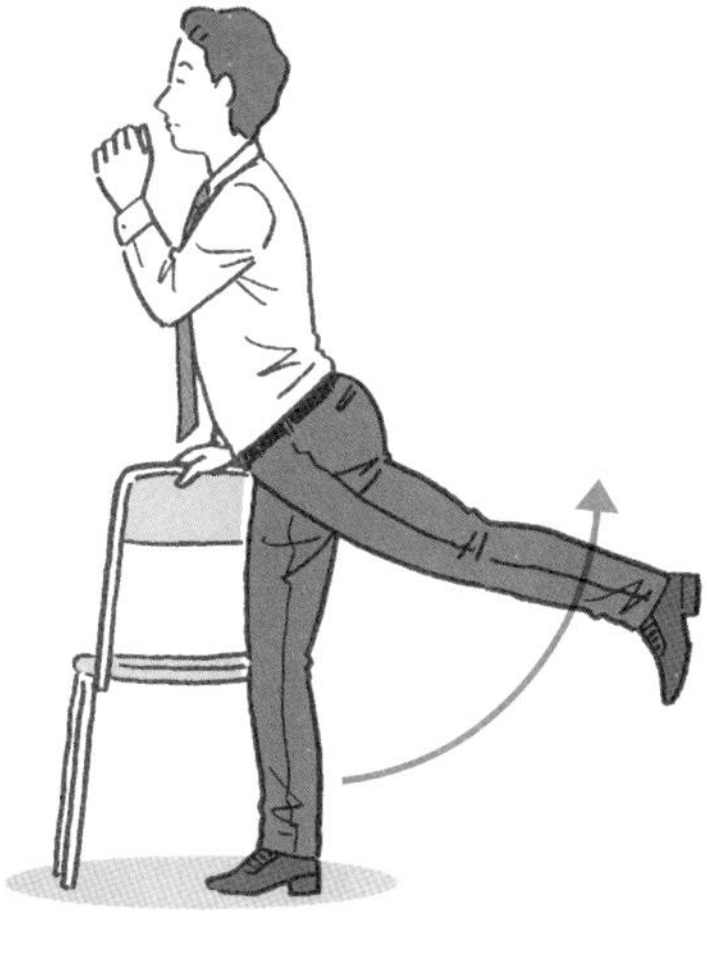

2

同じ脚を後方へ大きく振り上げる

前方へ振り上げた脚を、今度は後方へ強く振り上げる。1と同じく、振る脚の力を抜き、膝が曲がらないようにする。上半身が前傾姿勢にならないように注意しつつ、前後への脚の振り上げを30～40回繰り返す。同じ要領で反対側も行う。1日に行う回数の目安は特になく、腰や脚の疲れを感じたときに行えばOK。片側の脚だけ疲れている場合は、一方のみ行うのも可。

【上半身の疲れに効く】あご押しストレッチ

お話ししたとおり、ストレートネックとは、本来はカーブしている頸椎《けいつい》（首の骨）がまっすぐになった状態です。

では、どのようにまっすぐになっていくのかと言うと、最初は頸椎の下のほう（第5頸椎・第6頸椎・第7頸椎）から前方に向けて直線的な構造になっていき、次第に全体のカーブが失われていくのです。

「**あご押しストレッチ**」で強制的に首を押し込むと、その頸椎の下のほうに「**後方へシフトする力**」が加わります。

そして繰り返していくうちに、第5・第6・第7頸椎は徐々に後方へ押し戻されます。それにつれて、**頸椎全体に本来のカーブが戻っていき、動きもよくなります。**

つまり、あご押しストレッチは、自らの力でストレートネックを合理的かつ効率的に矯正できる方法であり、**首こりや肩こりの解消・予防にとても効果的な方法**でもあるのです。

上半身の疲れに効く **あご押しストレッチ**

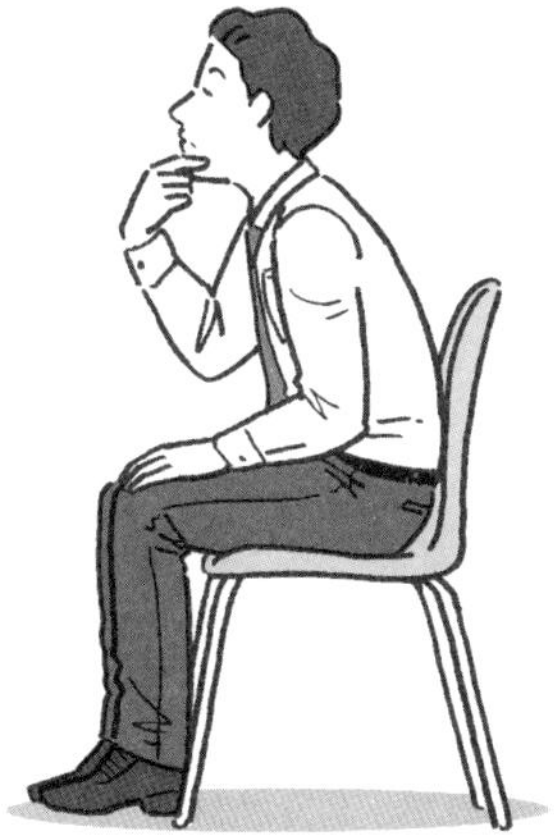

1

イスに座り
頭を前方に突き出す

イスの背もたれに背中をつけて座り、片方の手の親指と人差し指をあごに当てて、頭をなるべく前方に突き出す。

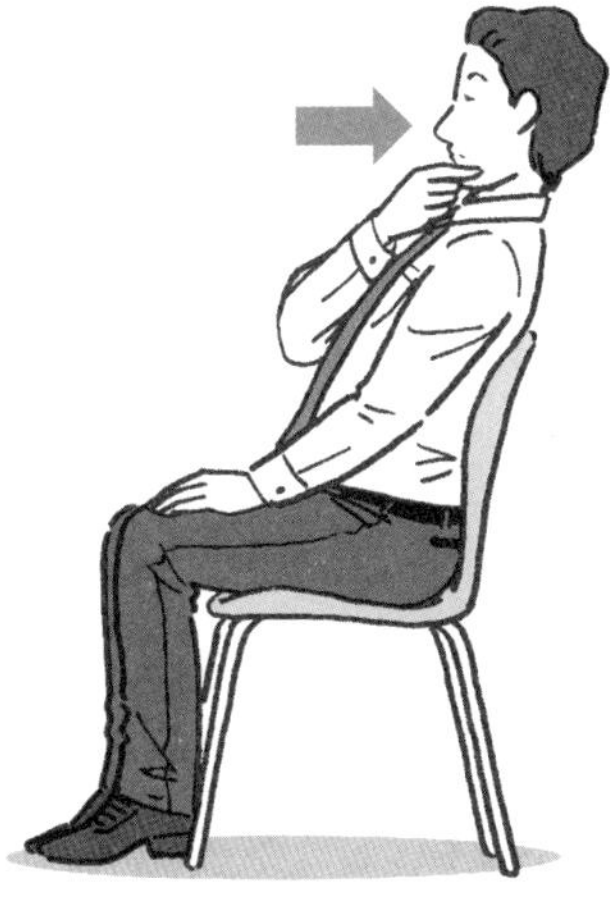

2

あごを後方へ
グッと押し込む

あごに添えた指を使って、頭を水平にスライドさせるように、後方へグッと押し込む。1と2を1セットとして、2～3セット繰り返す。1日に行う回数の目安は特になく、首や肩の疲れを感じたときに行えばOK。

また、ストレートネックによって頸椎の下のほうに過度の負荷がかかり続け、関節のスペースが狭まった状態を放置していると、首周りの神経を圧迫することにもなります。

これは、腕〜手へと伸びる神経の〝大もと部分〟を締めつけていることであり、まさに**腕〜手にかけての疲れ・重だるさ・違和感・しびれの原因**になります。

その意味で、あご押しストレッチは、こうした症状の対策にもなるのです。

これほど優れた効果を兼備したストレッチなのですから、ぜひこまめに行ってください。

首・肩など上半身の疲れを感じたときはもちろん、**デスクワークの合間、電車の移動中、車の運転中に赤信号で停まったとき**——。

意識的に行えば行うだけ、首・肩を中心とした上半身全体に疲労回復の効果をもたらし、元気がよみがえります。

日本人の関節を襲う「デスクワーク症候群」

同じ姿勢・同じ動きは心の不調も生む

ここで一度、本書の内容を簡単に振り返ってみましょう。

- 慢性疲労＝体を動かさないことで起こる疲労
- その根本原因は「関節トラブル」である
- 同じ姿勢や同じ動きによって、関節が次第に固まっていく
- サビついた関節を放っておけば、慢性疲労だけでなく、その関節周囲にこり・張り・重だるさ・痛みが現れ、不調は全身に広がっていく
- 頸椎が固まると、頭痛・めまい・イライラ・不眠まで引き起こす

こうしたポイントがあったと思います。

最後の項目にある**頭痛や不眠が関節異常とつながっている**ことは、意外だったかもしれません。

しかし、それどころか、さらに悪化して、うつの症状が現れてしまう人も少なくないのです。

そのためか、近年では**「うつむきは鬱むき」**という言葉も使われるようになっています。

実際、当院には、そのような訴えで来院する患者さんもよくいらっしゃいますが、**関節ストレッチを中心としたケアでしっかり克服**されています。

代表的な症例をご紹介しましょう。

【40代女性・歌手】

この女性歌手のかたは、テレビ・舞台などで長年活躍されています。

ストレスの多い仕事環境や、まじめな性格も影響したのか、数年前からうつの症状が出現。そのため、病院から処方された抗うつ剤を飲み始めたそうです。

しかし、3カ月経っても症状は改善せず。そこで医師は、彼女に首の痛みがあることを考慮し、脳神経外科の受診を勧めます。

ところが、脳の異常も見つからない——。

その結果、まずは〝確実な異常〟であるストレートネックを矯正することになったそうです。

そこで私が、ストレートネックと首痛の解消に当たることになりました。

一般的に、歌手やアナウンサーの人たちは、マイクのほうに口を近づけ、前傾姿勢になる傾向があります。

彼女もまさしくそうで、そのためにストレートネックになり、首の痛みが発生していました。

そこで早速、治療を開始し、本書にもある**「あご押しストレッチ」や「首のテニスボールストレッチ」**（第3章で紹介）**などのセルフケアも取り入れたところ、このうえない結果がもたらされました。**

ストレートネックがきちんと矯正され、ご本人いわく**「首がスーッと楽になっていき、約2カ月で痛みがなくなった」**というのです。

さらに、首の痛みが引くと同時に、「落ち込みやすい」「気分が不安定」などの**うつ症状も自然と消えてしまった**そうです。

その後、この女性と偶然に再会した際、「あご押しストレッチは今でも続けていますよ」とおっしゃったときの笑顔は、初対面のときの表情とは比べものにならないほど輝いていました。

データが証明する〝座りすぎ大国〟ニッポン

この女性は歌手という仕事柄、「立ったままで動かない時間が長かった」とのこと。

しかし一般的には、立ったまま動かない人よりも、**「座ったままで動かない」人のほうが多い**はずです。

そして、その生活スタイルが、疲労からうつに至るまで多種多様な不調につながる

1日に座っている時間の国際比較

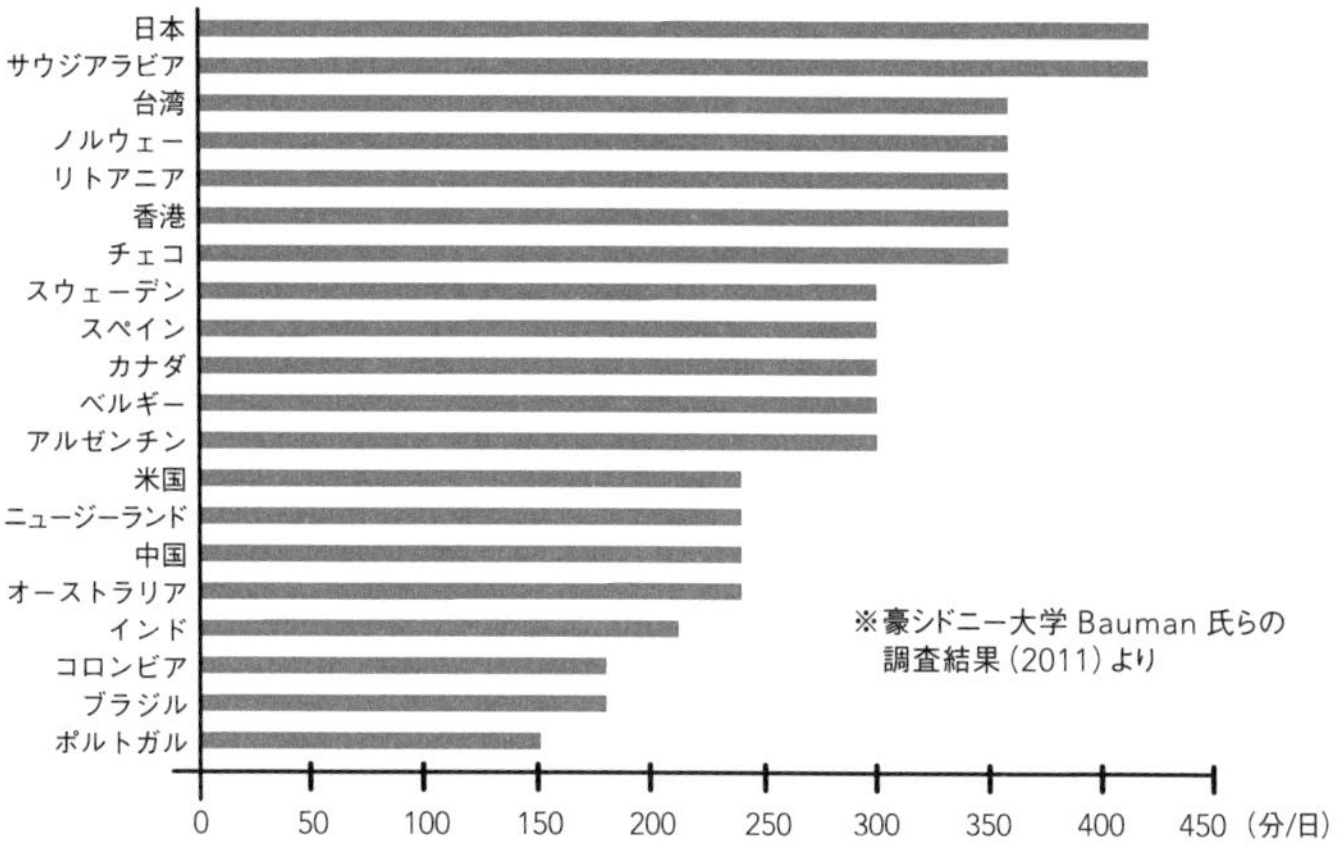

ため、私はプロローグでも触れたように「デスクワーク症候群」と名づけて注意を投げかけています。

そもそも、**日本人は座りすぎ**です。

2011年にアメリカで発表された調査結果では、世界20カ国のうち、日本はサウジアラビアと並び「座っている時間」が最長です。

1日の総座位時間は、中央値で420分＝7時間。20カ国を合わせた中央値は300分＝5時間ですから、大きな開きがあります。

そのうえ、**この調査における日本人で最**

も長く座っていた時間は、なんと600分＝10時間であることが判明しています。

この調査は2002〜2004年の間で行われ、20カ国の18〜65歳、約5万人のデータを元に発表されたものなので、信用度は高いと感じています。

大規模な調査で、こうした結果が出ているのですから、日本は〝座りすぎ大国〟と言っていいでしょう。

そして、座りすぎによる健康面での悪影響について、私は「デスクワーク症候群」という言葉を使っていますが、同様の動きは海外でも出てきています。

アメリカの栄養誌『Journal of the Academy of Nutrition and Dietetics』では、「What is sedentarism?／セデンタリズム（動かない生活）とはなにか」というレビューを2012年に掲載しました。

デスクワーク症候群と同様に、「sedentarism／セデンタリズム」という〝新しい言葉〟を使いつつ、職場や家庭で長時間座り続ける人が今後も増えていくことに警鐘を鳴らしていました。

また、**「sitting disease（座り病）」**という言葉も使われるようになってきました。

座りすぎな国の人間であれば、こうして世界的にも注目されている内容に、じゅうぶんに気を配りたいものです。

1日中座っている人は死亡リスクが40％アップ

デスクワーク症候群にまつわる研究・調査の結果は、海外で頻繁に発表されています。

非常に関連が深く、世界的にも有名なのが、スウェーデンの腰痛研究の権威、アルフ・ナッケムソン氏による発表です。

その内容とは、「生きた人間の腰の関節＝第3腰椎と第4腰椎の間」の椎間板に電極を直接挿入し、椎間板にかかる圧が姿勢によってどのように変化するのかを測定したものです。

その結果、**自然に立っているときにかかる圧を100とすると、イスに座っただけ**

で140に、座って前かがみになると185にまで跳ね上がると判明しています。

これはまさに、関節疲労を後押ししてしまう話と言えるでしょう。

座って前かがみになる体勢は、椎間板への圧力を大幅に高めるだけでなく、お話ししてきたように、ストレートネックを悪化させたり、仙腸関節を固まらせたりする最大要因です。

そのうえ、圧が高まっている椎間板自体には、神経が通っていません。

〝いつもどおりの姿勢〟で楽にイスに座っていると思っても、**関節へのダメージは確実に加わり続けている**のが実態なのです。

また、オーストラリアのシドニー大学が中心になって行われた調査では、国内の45歳以上の男女22万人を約3年間追跡し、「1日に座っている時間」と死亡率の関係が発表されています。

そして、**「1日の座る時間が4時間未満の人たち」と「11時間以上の人たち」を比較すると、後者のほうが死亡リスクは40％高まる**ことがわかりました。

１日に座っている時間と死亡率の関係

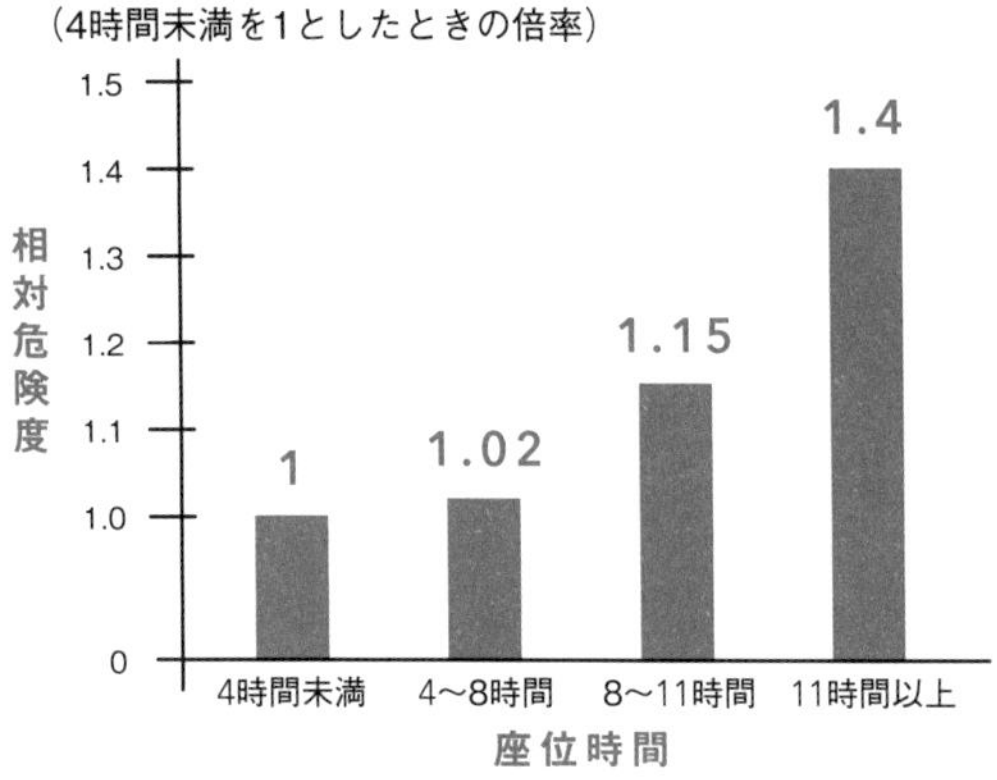

※豪シドニー大学 van der Ploeg 氏らの調査結果 (2012) より

座っている時間が長ければ長いほど、死亡リスクは高まるという結果が出ているのです。

ただし、念のために言っておくと、私はこうした調査データの類いを、普段から重視しているわけではありません。

何万人、何十万人と接してきた患者さんたちの中には、当然ながらデータから導かれる結果や、いわゆる〝教科書的なセオリー〟では太刀打ちできないケースが多数存在します。

それでも、間違いなく今後も日本人の関節に襲いかかるデスクワーク症候群という危機を認識していただくためには、こうしたデータの提示も必要な手段の1つと考えています。

立ちっぱなしでもデスクワーク症候群!?

「デスクワーク症候群」という言葉の文字を見ると、〝オフィスワーカーだけの話〟と捉えられてしまうことが多いのですが、まったく違います。

デスクワークをしている人たちには、**「前かがみの悪い姿勢で座り、関節を動かさない姿勢を長時間続ける傾向がある」**ため、便宜上「デスクワーク」という言葉を使ったということです。

実際、**デスクに向かわなくても、こうした仕事のスタイルで働いている人は、たくさんいる**と思います。

例えば、次のような人たちです。

タクシー・バス・トラックなどの運転手を筆頭に、マンションや駐車場の管理人、銀行や公共施設などの窓口の人。あるいは、美術館の館内にいる学芸員、宝くじ売場の販売員など。

こうした業務は、私が普段見かける範囲でも「座っている時間が長いだろうな」と考えられる仕事です。

専業主婦や仕事を引退した人なども、日中のオンタイムに座っている時間は長い傾向がある気がします。

仮に、ソファやじゅうたんに寝転がって、同じ姿勢でテレビを見続けているとなれば、結局は**関節を動かしていないのですから、デスクワーク症候群とほぼ同じ状態**なのです。

さらに言うと、反対に「立ちっぱなし」であっても、関節を動かさないケースはかなりあるはずです。

そこで、自分が当てはまると感じたら、デスクワーク症候群とほぼ同じと考え、関節疲労に注意していただきたいと思います。

ビジネスシーンで抗疲労体質をつくる超仕事術

関節ストレッチの効果が倍増する「よい癖」

デスクワーク症候群から脱却し、疲労ときっちり決別するため、なによりも先に取り組んでいただきたいのは「関節ストレッチ」です。

その効果には、確固たる自信があります。

ただ、**日常生活で関節に負担をかける「悪い癖」**についても、少しずつでいいので**改めていただきたい**と思います。

なぜなら、何回も繰り返す癖は、1回の動作なら関節への負担が小さくても、積もり積もって大きな負荷になるからです。

なにげなく繰り返してきた姿勢や動作の癖、生活習慣を少しずつ改めれば、関節へのダメージを大幅に軽減させられるのは間違いありません。

そして同時に、**関節にとっての「よい癖」「よい生活習慣」を、できるだけ取り入れてください。**

そうすれば、疲労の蓄積にストップをかけられるだけでなく、関節ストレッチの効果も確実にアップします。

つまり、関節構造を正常な状態へ引き戻しやすくすること、そして疲れや痛みの解消・改善も、いっそうスムーズにできるということです。

それでは早速、具体的なノウハウをお話ししていきましょう。

いくつかの項目があり、読んだだけでは少し面倒に感じられるかもしれませんが、いざ取り組んでみると簡単なことばかりです。

イスの座り方を制する者は、疲労を制する

デスクワーク症候群による関節疲労と、そこから派生する慢性疲労に打ち克つには、**関節のことを考えた「イスの座り方」**のマスターが最優先課題です。

「イスの座り方を制する者は、慢性疲労を制する」

私は、真剣にそう考えています。

そこで、順を追ってわかりやすく解説していきましょう。

普通なら、まず理想的な座り方の説明から入るのでしょうが、その前にすべきことがあります。

〝いつものイス〟をちょっと見直してみましょう。

なにも「新しいオフィスチェアに今すぐ買い替えて」と言う気はありません。

ちょっとしたアレンジで、関節によい〝自分仕様のイス〟に変えられるのです。

重視したいポイントは、次の3つです。

1 座面の高さ
2 座面の材質
3 背もたれの状態

1の座面の高さは、背もたれ部分の下部に腰をつけて座ったとき、**膝と足首が90度に曲がり、両脚の裏がぴったりと床につく状態**になるように調整します。

この高さが、座面の高さの基本です。

座面が低すぎると、どうしても前かがみの姿勢になりがちで、腰に負担がかかりやすいうえ、膝を曲げる角度も深くなります。

そして、関節だけでなく周囲の筋肉、血流や神経の流れにとってもマイナスで、下半身に無駄な疲労をつくる要因になるので注意してください。

脚の疲れが特にひどい日には、座面を少し高く調整し直すことをお勧めします。

その際は、膝の角度を少し緩め、脚を前方に少し投げ出すような体勢になると、脚の疲れが楽に感じられるはずです。

2の座面の材質は、**硬さに注目**してください。

座面が硬い材質だと、お尻や太もも裏などの接触部位の圧迫度合いが高まり、下半身の疲労を招くことがあります。

また、座ったときに冷たく感じられる材質の座面の場合も、同じことが言えます。

そのため、**座面が柔らかめの材質・冷たく感じない材質から作られているイスを選ぶこと。**

もしくは、薄手のクッションや座布団、タオルなどを敷いて対処しましょう。

3の背もたれの状態というのは、**「背骨本来のカーブと同じライン」の状態が理想**ということです。

腰椎は本来、後方へ少しだけ反ったカーブを描いているものです。

市販されているイスで、背もたれの腰に当たる部分に出っ張りがあるものは、この点を意識してつくられています。

普段使っているイスが、そうしたデザインのものなら、特に手を加える必要はありません。

一方、**背もたれがフラットなイスを使っているなら、クッションや丸めたタオルなどを背中と背もたれの間に入れ、腰が少し反るようにしてください。**

腰椎のカーブは、第3腰椎を頂点にして、後方へ少し反る形になっているのが通常です。そのため、クッションや丸めたタオルを入れる場合には、この位置に当てると理想的です。

第3腰椎はおへその高さくらいに該当するので、おへその背中側の部分に当てがいましょう。

関節負担をミニマムにする「ベストの座り方」

具体的な座り方は、次のページのイラストを参考にしてください。

この要領で座れば、〝体のいちばん後ろ側〟にある背骨にバランスよく体重が乗せら

疲労を遠ざける「ベストの座り方」

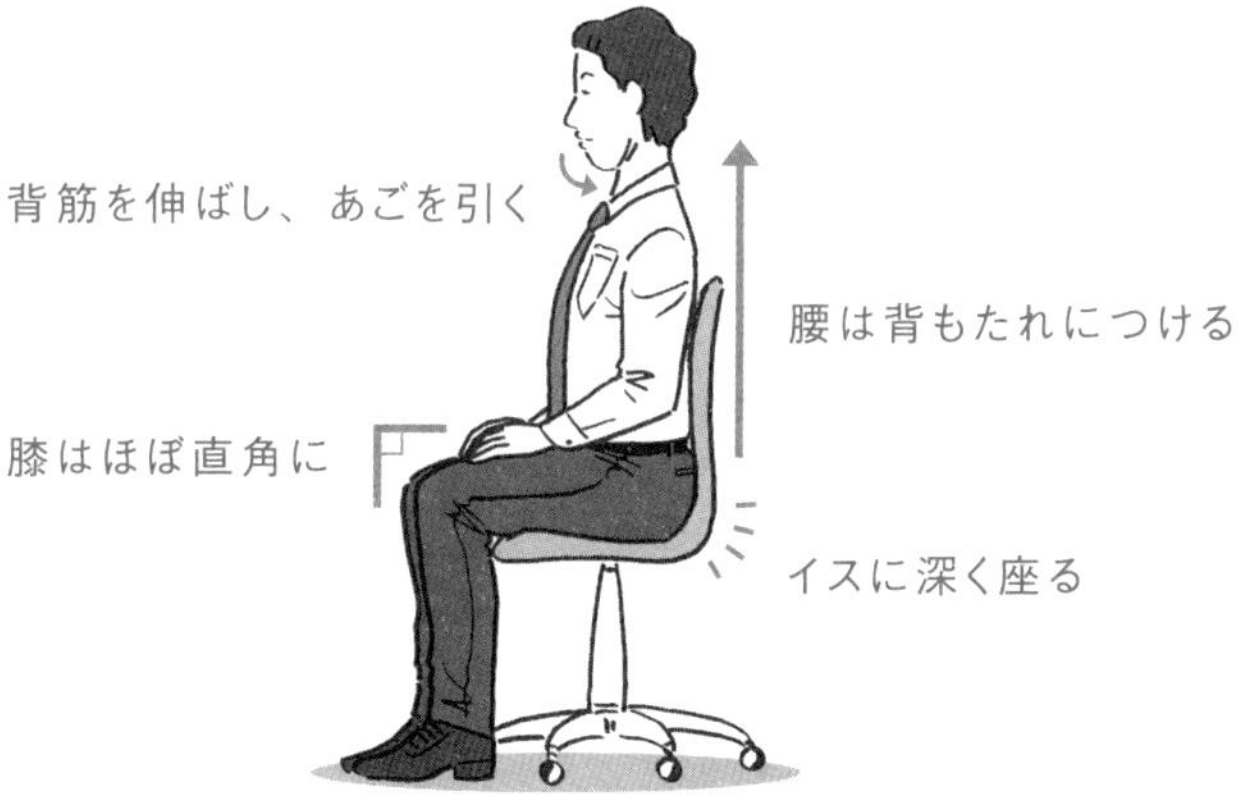

れるうえ、知らず知らずのうちに前傾姿勢になることを防げます。

つまり、**首・腰・膝などの関節にやさしい「ベストの座り方」**ということです。

しかし、仕事に集中すればするほど、こうした姿勢が崩れて、再び前傾姿勢になる傾向があるでしょう。

だからこそ本書では、**オンタイムでもすぐに実践できる関節ストレッチを、複数ご用意している**のです。

最たる例は「あご押しストレッチ」で、まさにイスに座ったままでも、すぐに行うことができます。

パソコンで新たなソフトを立ち上げてい

る間、取り組む書類を入れ替える間など、ほんの少しの隙間時間に行うだけで、関節の疲労度は縮小します。

本章で紹介した「肩開きストレッチ」について、もっとさりげなく行いたい場合は、効果は少し落ちるものの、**イスに座ったまま〝簡略バージョン〟を実践できます。**

イスの背もたれの左右両側から腕を回し、真後ろで手を組んだら、みぞおちを前方に突き出します。そして、背中の真ん中〜上部を反らし、両肩をグッと開けばいいわけです。

これだけで、**ＰＣ作業で関節疲労がたまりやすい胸腰椎移行部や、肩の関節へのダメージを減らす**ことができます。

もちろん、理想を言えば、１時間おきぐらいに席を立ち、関節に休憩の時間を与えたいところです。

たとえ１時間おきでなくとも、トイレなどの機会で立ち上がった際には、**「関節ストレッチをしてから席に戻る」**という習慣をつけてください。

残業時にはイスの上に正座するのがお勧め

それでも、忙しい時期に残業しなければいけないなど、嫌でも座る時間が長くなるときがあります。

すると、前項でご紹介した「ベストの座り方」をしていても、腰や膝、股関節などの関節にはダメージが累積しやすくなります。

とはいえ、「残業するほど忙しいのだから、関節ストレッチをする時間はない」「1時間おきに席を立つなんて無理」と訴える人が少なくありません。

そんな〝緊急事態〟の場合には、**思い切ってイスの上に正座**をしましょう。

そして「正座」と「ベストの座り方」を繰り返していくのです。

実は、正座をしていると、腰椎の骨と骨の間にある椎間板にかかる負荷が、座っているときよりも減少します。

すでにお話ししたように、自然に立っているときに椎間板にかかる圧を基準にすると、イスに座っただけで圧は1・4倍に上昇し、さらに前かがみになると1・85倍になります。

一方、**正座をしている状態だと、0・8に減少する**のです。

ただし、正座をしても前かがみになっては意味がありませんから、上半身は「ベストの座り方」と同じ状態になるように気を配ってください。

あぐらをしたい人もいると思いますが、こちらはお勧めできません。

あぐらでは、正座よりも圧倒的に骨盤が後傾しやすく、そのために腰や背中が前方へ大きく曲がり、椎間板に大きな負荷がかかってしまいます。

椎間板への圧の変化で言うと、あぐらは自然に立っているときの1・8倍の圧がかかることになるのです。

なお、普通に座っているときには、あえて**「貧乏揺すり」をしてみるのも手**です。

座りながら股関節を動かすために有効な手段ですし、ふくらはぎの筋肉を刺激する作用もあります。

そのため、停滞していた下半身の血流改善の効果が期待でき、下半身全体の疲労予防に奏功すると考えられます。

座りながら動くことで、脳にもいい影響が現れるという実験結果もあります。

大手オフィス家具メーカーが「体の微細な動きに合わせて緩やかに揺れるイス」を発売した際の資料によると、そうしたイスに座っていた人の6割に、活発な思考や集中力を表す脳のβ《ベータ》波が増加。

7割の人にリラックスを表すα《アルファ》波が増加したということです。

いずれにしても、**「座りながら少しでも動く」意識が重要であること**は、間違いないでしょう。

疲労から解放される「PC環境4原則」

ここまで、疲労対策になるイスの座り方を紹介してきましたが、デスクのほうにもポイントがあります。

もし、座らずに済むデスク、つまり立ったまま仕事ができるスタンディングデスクが職場にあるなら、積極的に使いましょう。

たとえ「ベストの座り方」をしていても、関節疲労を回避する点では、立った状態には決してかなわないからです。

一般的なデスクを使っている人は、真っ先にパソコン周りの環境を整えましょう。

1 前かがみにならないように、デスクになるべく近い位置に近づく
2 モニターの高さをできるだけ顔の高さに近づける
3 マウスは体よりも外側で使う
4 キーボードは大きめのものを使う

これが、関節疲労を発生させない**「PC環境4原則」**です。

1は、当然ながら前かがみにならないための策ですが、そもそも私は**パソコンについて、ノート型よりもデスクトップ型の使用をお勧め**しています。

その理由は、**2**にあるように、モニターの高さを顔の高さに近づけやすいこと。

しかもデスクトップ型なら、目線とほぼ水平の高さにモニターがくるように一度設置してしまえば、以降はモニターの高さを気にせずに済みます。

どうしてもノート型パソコンで仕事をする事情がある人は、高さのある台の上に本体を置くなどして、首をうつむきにするなどの悪い姿勢にならないように工夫してください。

4原則の**3**と**4**の項目は、肩関節の「巻き肩」や、肩～腕の部分の過度な内旋状態を防ぐためのテクニックです。

そのうえで、**「体のほぼ真横に肘がある」**というポジションを**意識**します。

そして、タイピングやマウス操作をするときは、デスクの手前の端に腕を置き、ときにはイスの肘掛けに肘も置いて、肩の関節・腕の筋肉にかかる負荷を少なくするといいでしょう。

ここまで万全の対策をとれば、毎日の疲労蓄積の度合いは確実に大きく変わってきます。

関節のためになるデスク周りの〝模様替え〟とは？

背骨に悪影響を与えるためによくない習慣は、ほかにもあります。

あなたはデスクワークで、**片側だけに体をねじる動作**をよくしていませんか？

例えば、キャスターつきの棚（脇机）から物を出し入れする動作は、毎日頻繁に行うのではないでしょうか。

この際、**キャスターつきの棚の位置を、左右反対に入れ替えてみる**のはいかがでしょう。

実際に行うと、初めはかなりの違和感があると思います。

それは、「脳や体が無意識に覚えているから」という理由のほかに、背骨が固まっているために「得意な動きとは反対の動作がしづらくなっている」という理由もあるはずです。

それこそ、関節の片側だけに負荷がかかりすぎていた証拠になります。

ここでキャスターつきの棚の位置を反対にすれば、苦手な動きをすることにより、背骨の柔軟性を取り戻すプチトレーニングにつながるのです。


同じような現象は、ほかにも起こりえます。

資料などがたくさん積まれていて、その中に「よく使う本やモノ」があり、「使った後は必ず同じ場所に戻す」という癖があるケースです。

この機会に、棚の位置の変更、デスク上の整理など、関節のためになる〝模様替え〟を実践してみましょう。


そして、せっかく模様替えをするなら、**デスク上や机のパーテーションに小さな鏡をセットする**ことをお勧めします。

これは、美容に関する理由ではありません。

「自分の顔が大きく映っていたら前かがみになっている」といったように、自分の姿勢をチェックするために便利なのです。

電車の座席は「端から2番目」がベスポジ

オンタイムでは、デスク周り以外の場所でも、疲れを回避するために役立つノウハウは多数あります。

オフィスワーカーとなれば、**電車・バス・車・自転車・バイクなど、通勤手段別の疲労回避術はぜひ実践していただきたい**と思います。

まず、車の場合は、乗り降りをするときに注意点があります。

体をねじって乗り降りすると、その瞬間に腰椎や椎間板への負荷が急激に高まるので、特に腰に疲れを感じている人、腰痛持ちの人は、止めておくのが賢明です。

乗り降りした瞬間に、いわゆるぎっくり腰になる可能性もあります。

では、どうするか？

運転席の上で体を回転させればいいのです。

乗り込む際は、背中を車内に向けてお尻をシートに乗せ、席に座ってからハンドルのほうへ90度回ればいいだけです。

一方、降りるときは逆の要領で、ドアを開けてから体を外に向けて90度回し、まっすぐ出ればいいわけです。

そして、いずれの場合も、体を90度回すときに手をどこかに掛け、**腕の力で回るようにすると、腰椎や椎間板への負荷が激減します。**

腰の痛みがあるときに、このテクニックを試せば、いかに腰への負担が少ない方法であるか、実感できるはずです。

自転車・バイクでは、サドルやシートの材質や硬さに注意しましょう。

その理由は、先に触れた「イスの座面の材質」の内容と同様です。

電車やバス、車で座っているときの体勢は、すでに詳しくお話しした「ベストの座り方」を心がけてください。

つけ加えると、電車で進行方向に対して横向きの座席（ロングシート）に座る場合は、**頭の斜め後ろの部分が窓枠に当てられる席が最適**でしょう。

なぜなら、この位置で姿勢を正すと、頭を窓枠に当てることで、首の骨である頸椎を安定させられるからです。

鉄道会社や車両の種類にもよりますが、**窓枠に頭を当てやすいのは、長イスの端から２番目の位置が多い**ようです。

私自身、比較的空いている電車に乗るときは、この位置に座るようにしています。

スマホで首や肩を疲れさせないテクニック

電車やバスでは、当然ながら立ったままのときもあります。

その場合は、**両脚を開いて立ち、片脚だけに体重をかけない**ようにします。

片脚だけを斜め前方に出した〝休め〟の体勢は、左右アンバランスな負荷が全身の関節にかかり、関節疲労につながるのでお勧めできません。

つり革を使う際には、つり革が体の左右中央にくる位置で両脚を軽く開いて、つり革につかまります。

これも、軸を体の中心に据えて、左右アンバランスな負荷を避ける工夫です。

ただし、車両の種類にもよりますが、身長がおよそ170㎝以上の人は、つり革の輪をそのままつかむと、前傾姿勢になりやすいと思います。

そうならないためには、**輪の上のバンドのような部分をつかむか、さらに上にある手すりの棒部分をつかむほうがベター**です。

身長の高い人でも、こうすることで、いい姿勢をキープできます。

なお、電車やバスの移動中には、スマートフォンを使う人が多いと思います。

スマホを使っているときは、パソコンを使うときと同様、頸椎のカーブが失われやすい状況なので注意が必要です。

うつむきや前かがみの姿勢、頭と首までが前方に出た姿勢になりやすく、そうした悪い癖の積み重ねがストレートネックを招きます。

さらに、両肩が巻き肩にもなりやすく、肩の関節にまでダメージが忍び寄ると言わざるをえません。

そこで、スマホの使用による関節への悪影響を避けるためには、パソコンモニターの場合と同様、**画面を「顔の高さ」まで上げる**ようにしましょう。

もし、長時間操作しなければいけないときは、**本体を持った手の脇の下に、反対の手で作った握りこぶしを入れる**と、疲れずに画面の高さをキープできます。

このテクニックを駆使すれば、うつむき・前かがみ・巻き肩など、頸椎や肩関節に悪影響を与える姿勢を防ぐことができるのです。

ちなみに、このテクニックは、**読書をするときにも応用できます**。

オンタイム・オフタイムを問わずに活用できるので、ぜひ覚えておいてください。

「ベストの歩き方」で関節の連携を高めよう

「歩く」という行動にも、オンタイムで少なからぬ時間を割いていますから、いくつかのポイントを意識したいところです。

最大のポイントは、**体重の約7割を後ろにかけるような感覚で、いい姿勢をできるだけ保ちながら歩くこと**。

歩くことは前に進む動きであるため、どうしても前方に重心をかけがちで、前傾姿勢に近づきます。

しかも、速く歩けば、その傾向はいっそう顕著になります。

そうなると、歩くという〝最高の運動〟をせっかくしているのに、その効果は半減してしまいます。

そのため、**できるだけいい姿勢を心がけて歩きましょう**。

具体的な歩き方のコツは、次のページのイラストを参考にしてください。

1 あごを引く
2 肩を開いて胸を張る
3 腰を少し反らす
4 後ろ脚で地面を蹴るときに膝を伸ばす

この4つのポイントを押さえれば、重要な荷重関節はもちろん、全身の関節の連携を高める「ベストの歩き方」を実現できます。

関節の連携を高める「ベストの歩き方」

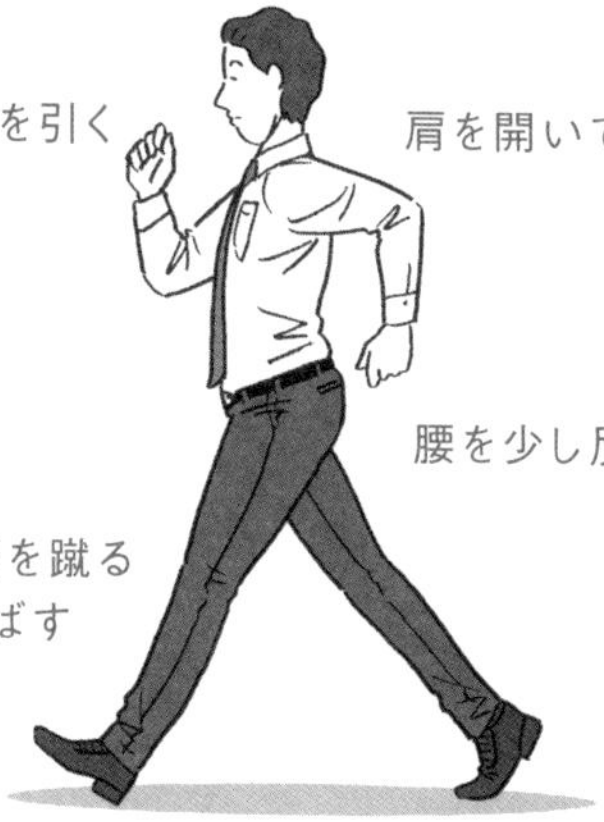
あごを引く
肩を開いて胸を張る
腰を少し反らす
後ろ脚で地面を蹴る
ときに膝を伸ばす

歩き方だけでなく、靴についても触れておきましょう。

最近は、ビジネスシーンでもカジュアルな靴を履く人が増えてきましたが、まだまだ革靴という人のほうが多いと思います。

革靴は、その性質上、どうしてもスニーカーよりも履き心地が硬くなります。

そのため、こまめにクリームやオイルを塗って柔らかくし、少しでも歩きやすくするために手入れを怠らないようにしましょう。

歩きやすい靴ほど疲れにくいのは間違いありません。

その点で、ソールがまったく曲がらない

ほど硬い靴よりは、少しでも曲がるような靴を選ぶことをお勧めします。

重さについても、軽い靴のほうがベターです。

膝の関節、足首の関節（足関節）、かかとの骨（踵骨《しょうこつ》）をいたわるためには、次のような点もたいせつです。

「靴の内側や中敷きにクッション性があること」
「足首が隠れるデザインの靴を避けること」
「かかとのホールド感がある靴を選ぶこと」

また、靴底のかかと部分が5㎜〜1㎝ほど減ってきたら、新しい靴に買い替えるか、靴底だけでも新品に取り替えるようにしましょう。

そのまま履き続けていると、**特に膝の関節疲労を促進させ、O脚やX脚がひどくなり、〝疲れやすい脚〟になりやすい**からです。

ハイヒールは、慣れている人なら履いてもかまいません。膝を曲げずに、後ろ寄りに重心を取って颯爽《さっそう》と歩けるならOKです。

ただ、長時間履き続けると、ふくらはぎが緊張して血流の悪化を招きます。
パーティーなど「どうしてもハイヒール」の状況があるときは、通勤時にスニーカーなどで出かけて、現場で履き替えるのが理想的です。

疲れから身を守るファッションスタイル

慢性疲労に悩まされているなら、服装の面でも疲れを遠ざけるコツがあります。
ジャストサイズのスーツやシャツを着ている場合、肩・肘・膝などの関節の可動域が狭くなったり、血流も少なからず停滞したりする恐れがあります。

そのため、**洋服のサイズはやや緩いぐらいが理想**です。

しかし、「全体的なシルエットがやぼったくなりそう」と気になる場合は、ストレッチ素材のスーツやシャツを活用するのもいいでしょう。

男性が身につけるもので言うと、あまりに大きくて重い腕時計は、手首の可動域を制限し、肩の前面の重だるさ・痛みにつながる可能性があります。

極端に重い腕時計は、健康的な観点からはNGです。


女性の場合は、胸元が大きく開いた服は、首や肩の関節・筋肉を冷やしてしまうので注意しましょう。

また、重い頭部を支えている首に余計な負荷をかけないため、**重いネックレスやイヤリング、ウィッグなども避けるのが賢明**です。

「それではオシャレができない」という場合は、スカーフ、ストール、マフラー、ショールなどを活用してはいかがでしょうか。

これらを首や胸元に巻いたり、肩にかけたりすれば、ファッションを楽しむことができるうえ、首・肩の大敵である冷えを防いでくれます。

なお、きつく締めつけるタイプのブラジャーは、首や肩周りの血流を滞らせ、関節トラブル・疲労の発生を招く場合があります。

基本的には、あまり締めつけないもの、または肩ひものないタイプがお勧めです。

最後に、男女共通のポイントです。

首からかけるストラップに、あまりに多くのものをぶら下げないように注意してください。

これも、首や肩の関節に余計な負荷をかけないためです。

ネームプレート、社員証、カードキーなど軽いものだけならＯＫ。

スマートフォンやステンレス製のカギなど重いものをジャラジャラと首にぶら下げないように注意しましょう。

第２章のまとめ

- オンタイムの「関節ストレッチ」は
仕事中の隙間時間で簡単に実践できる

- 疲労の根本原因「固まった関節」や
硬直した筋肉をほぐすので効果絶大！

- 「デスクワーク症候群」が急増中のため
すぐに有効な対策を取るべし

- イスの座り方を制する者は、疲労を制する。
「ベストの座り方」で関節疲労を最小化！

- PC環境、通勤時の過ごし方、スマホの使い方、
ビジネスファッションにも有効な疲労対策を

第3章

「オフタイム」で疲労を完璧に除去するストレッチ

疲れを翌日まで持ち越さない！自宅で即効セルフケア

入浴後や起床時のタイミングで行うと効果がアップ

仕事が終わった後の「オフタイム」も、なにもせずにダラダラと過ごすより、疲労解消の効果が高い「関節ストレッチ」を行うのがお勧めです。

昼間にオンタイム用のストレッチで関節疲労を最小化し、**夜にオフタイム用のストレッチを行えば、疲労の根本原因を翌日に持ち越さずに済みます。**

そのため、これまでのように「朝の寝起きが悪い」「午前中は動きも悪い」などということはなくなるはずです。

シャキッと起きられて、午前中でも体がスムーズに動くので気分よく、最高のパフォーマンスを発揮できるでしょう。

特に、オフタイムの関節ストレッチは、**腰痛・首痛といった関節痛の解消や、疲労から派生するさまざまな不調の改善にも高い効果があります。**

1日を締めくくるにふさわしい関節ストレッチを、以降の6種類の中から1〜2種類でもいいので実践しましょう。

なお、オフタイムのストレッチすべてに共通して、**「入浴後」「起床時」のタイミングで実践すると、疲労の解消・予防効果がいっそうアップ**します。

入浴後は、固まっていた関節の状態が改善しているので、その状態でストレッチをすると、関節の異常を矯正する〝1日の仕上げ〟になります。

一方、起床時に行えば、1日を最良のコンディションで始められます。

自宅で行うのですから、人目を気にする必要はありません。

横になってリラックスしながら「イタ気持ちよさ」を味わい、抜群の疲労回復効果を味わってください。

不調の改善にもつながる著効のストレッチで疲れを断つ

【基本のストレッチ①】腰のテニスボールストレッチ

このストレッチのポイントになる関節は、腰にある仙腸関節《せんちょうかんせつ》です。お話ししてきたように、この関節は、全身にあるすべての関節の中で最も重要なレベルに属します。

それにもかかわらず、動きの幅が非常に小さく、カギをロックしたかのように固まって動かなくなることさえある関節です。

だからこそ、オンタイム中にサッとできる「仙腸関節プッシュ」（第2章で紹介）だけでなく、オフタイムに**「腰のテニスボールストレッチ」**をゆったりと行い、万全の疲労対策を取っていただきたいと思います。

このストレッチを含め、オフタイムに適した関節ストレッチの3種類は、**効果を大幅に高める〝秘密兵器〟と言えるテニスボールを使用します。**

その大きさ・硬さ・弾力性は関節ケアに最適で、テニスボールをポイントに当てて横になるだけで、**私が患者さんたちに普段行っている治療法「関節包内矯正《かんせつほうない》」に限りなく近い作用**を生み出します。

テニスボールは、2個のボールをくっつけた状態で使用します。

おかげで、このストレッチは、腰の左右に2つある仙腸関節へいっぺんにアプローチ可能。たとえガチガチに固まった状態だとしても、適切な刺激で緩められます。

それが、**腰〜下半身にかけての疲労を解消し、全身の疲れも除去する第一歩**になるのです。

腰周りの軽度の疲れなら、これだけでグッと楽になるはずです。長年の腰痛持ちの人にも、特にお勧めしたいストレッチです。

基本のストレッチ① 腰のテニスボールストレッチ

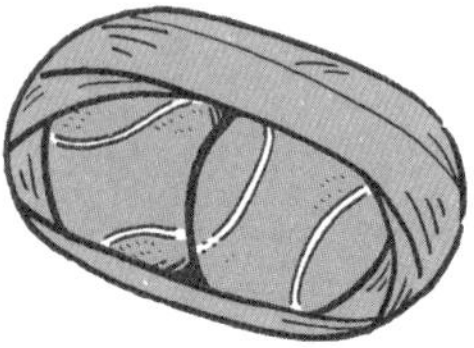

1

テニスボールをテープで固定する

2個のテニスボールをぴったりとつけた状態で、ガムテープなどを巻いて固定する。

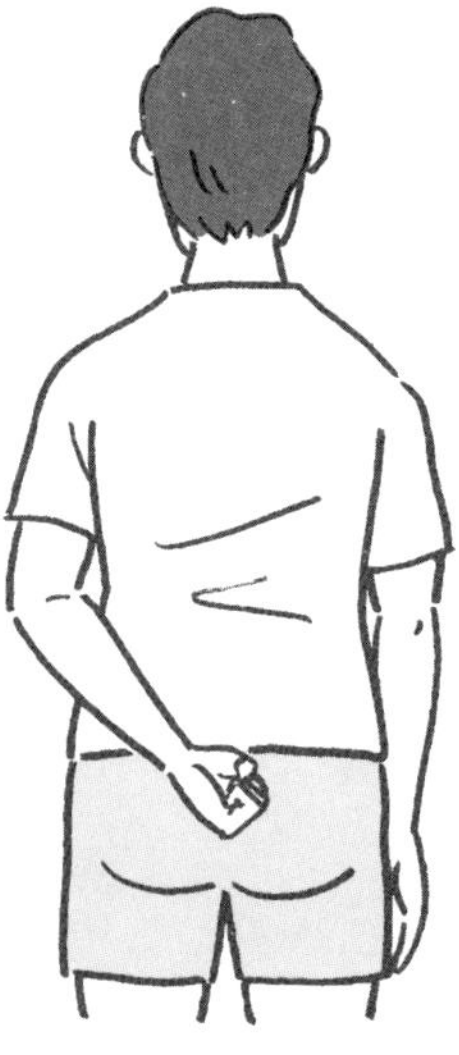

2

仙腸関節の位置を探す

お尻の割れ目の上の出っ張った部分（尾骨）に握りこぶしを当てる。

3

仙腸関節に テニスボールを当てる

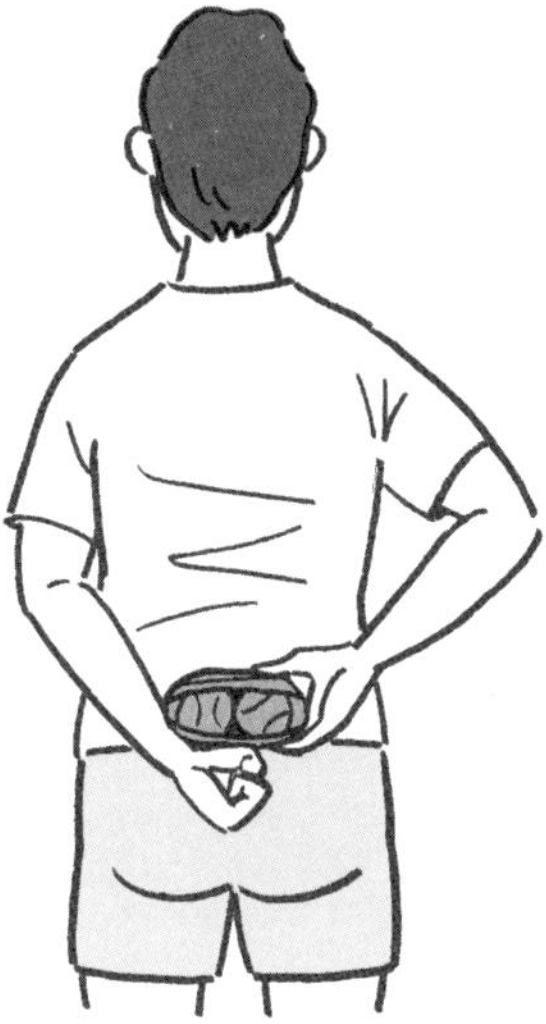

2の上に1で用意した2個のテニスボールを左右中央にくるように乗せる。握りこぶしだけを外せば、仙腸関節へのセットが完了。

4

1〜3分間 あお向けになる

テニスボールの位置がズレないように注意しながら、フローリングや畳などの硬い床にあお向けになり、その体勢を1〜3分間キープ。1日に行う回数の目安は1〜3回。

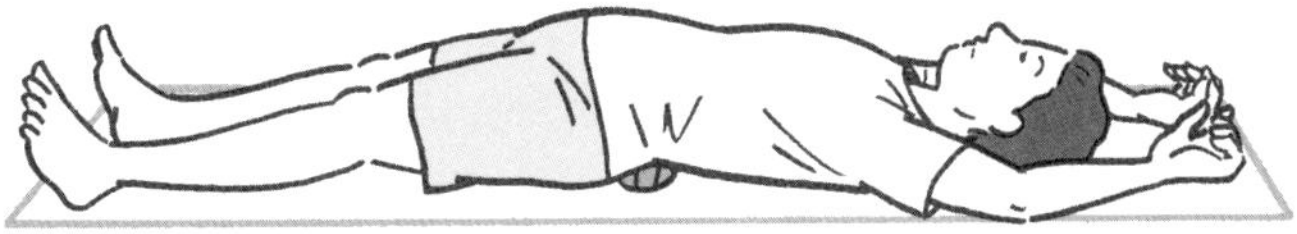

【基本のストレッチ②】オットセイ&ネコストレッチ

「オットセイストレッチ」は、第2章でご紹介した「壁オットセイストレッチ」のオリジナル版です。


「前傾姿勢で前方へカーブしがちな腰椎《ようつい》を後方へ引き戻す効果」

「腰椎の柔軟性を取り戻す効果」

「前方重心を解消して、後方寄りの重心を養う効果」

「脊柱起立筋《せきちゅうきりつきん》をほぐすことによる、腰のだるさ・張りの解消効果」

こうした多彩なメリットを、一段上のレベルでもたらします。


このオットセイストレッチとセットで行いたいのが、**「ネコストレッチ」**です。

セットで行うべき最大の理由は、背骨に沿って走る脊柱起立筋を、いっそう活性化させるためです。

筋肉を柔軟で健康的な状態にするならば、**収縮と弛緩《しかん》の刺激をバランスよく与える**

必要があります。

つまり、オットセイストレッチをしたときに脊柱起立筋は収縮しているので、ネコストレッチによって少し伸ばして弛緩させたい意図があるわけです。

ただし、前傾姿勢は関節疲労の〝天敵〟なので、できる限り、次の順で行うようにしましょう。

「オットセイストレッチで反らす」
←
「ネコストレッチで丸める」
←
「オットセイストレッチで反らす」

すると、相乗効果が現れ、前述したオットセイストレッチの効果も倍増。疲れがいっそう治まりやすくなります。

実践した直後に、「体が軽くなった！」と感じる人も多いストレッチです。

基本のストレッチ② オットセイ&ネコストレッチ

1

オットセイストレッチ

硬い床に うつぶせになる

フローリングや畳などの硬い床の上にうつぶせになる。手のひらが首の横にくるように両手を床につけて、大きく息を吸う。

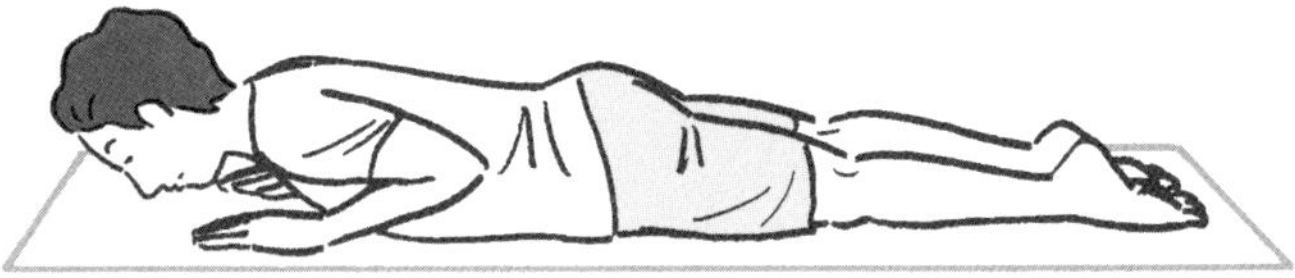

2

上体を起こして 背中を反らす

息を吐きながら、おへそが床から離れるぐらいまで、ゆっくり腕を伸ばして上体を起こす。その体勢を1分間キープ。

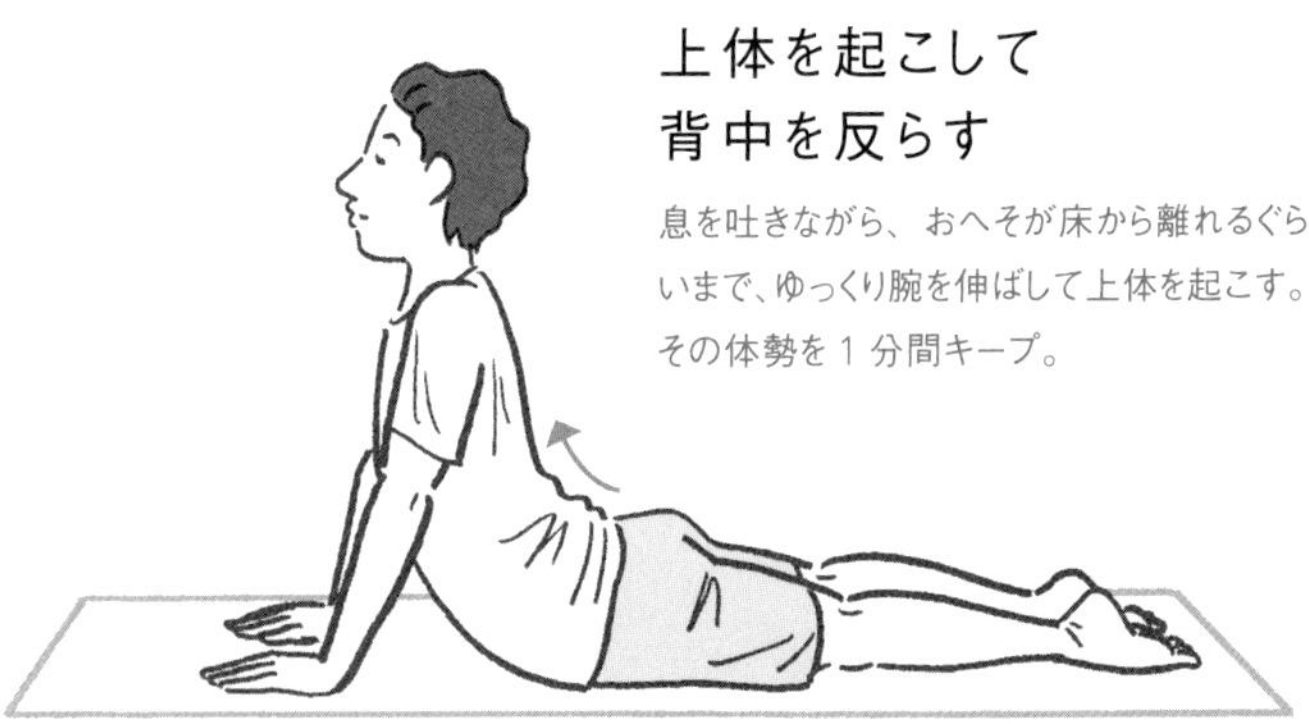

ネコ
ストレッチ

1

硬い床に正座をする

硬い床の上に正座をして、大きく息を吸う。

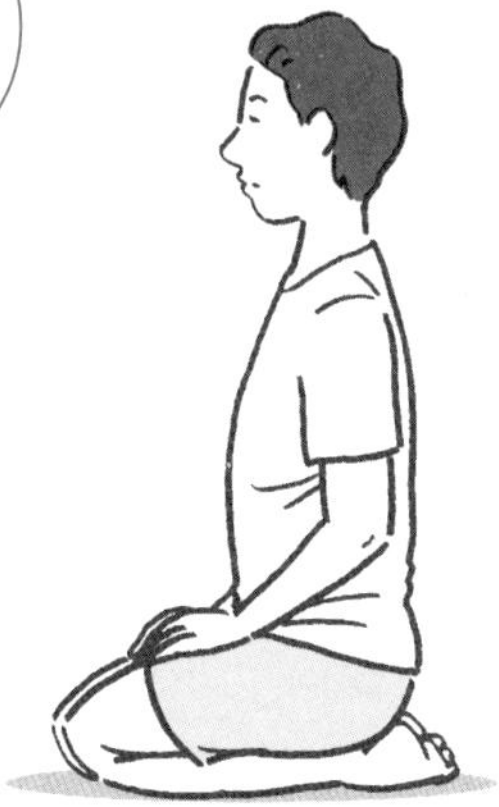

2

上体を倒して背中を丸める

息を吐きながら両腕を前に伸ばしていき、体をゆっくり丸めて上体を前方に倒す。その状態を1分間キープ。「オットセイストレッチ→ネコストレッチ→オットセイストレッチ」を1セットとして行う。1日に行う回数の目安は1～3セット。

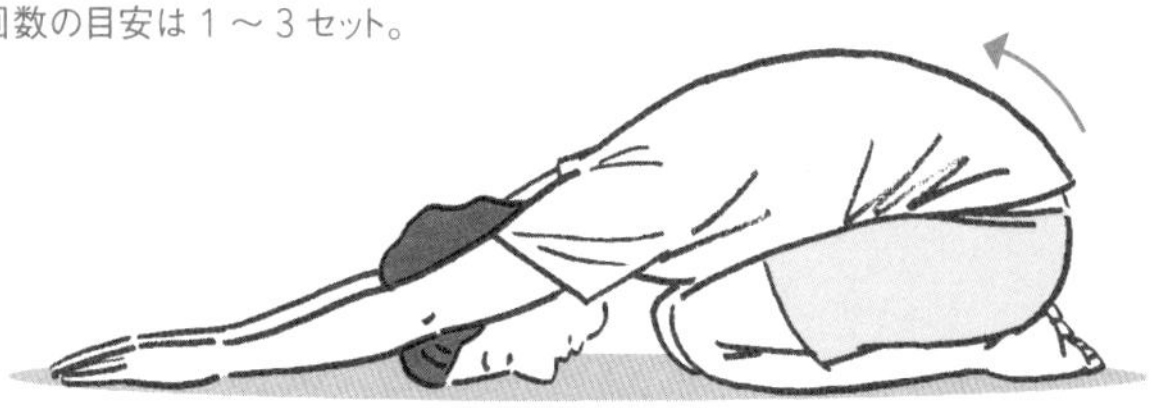

【背中の疲れに効く】胸腰椎移行部ストレッチ

このストレッチでテニスボールを当てる「胸腰椎移行部《きょうようつい》」は、腰椎の関節の最上部（第1腰椎）と、胸椎《きょうつい》の関節の最下部（第12胸椎）の接続部分です。

この部分は、オンタイム用の「肩開きストレッチ」（第2章で紹介）でもターゲットにしています。

特にデスクワークをしている人では、**この部分から体が前方へ曲がって「前かがみの悪い姿勢」になっている人ばかり。**

背骨全体を〝1本のつながり〟と見立てると、ここを頂点として前方に倒れ込むような大きなカーブを描いている人がとても目立ちます。

そのため、オフタイムでも**「胸腰椎移行部ストレッチ」**を行い、〝悪いカーブ〟を正していかなければなりません。

実践すると、**体の前面（おなか側）は伸び広がり、背面（背中側）では固くなっている胸腰椎移行部がほぐれます。**

なんとも言えない気持ちよさを味わえるストレッチです。

ただし、前かがみの悪い姿勢を長年続けてきた人にとっては、少し痛いぐらいの感覚があるかもしれません。

しかし、そこで止めてしまったら、なにも変化は起こりません。

「実践する時間を短めから始めて、徐々に延ばしていく」といった具合に、自分なりに工夫して続けてみてください。

その意識が、背骨のS字カーブを取り戻す＝姿勢の矯正につながります。そして、**デスクワークの悪い姿勢に端を発した肩こり・背中のだるさ・疲れの改善**をもたらすのです。

ちなみに、スマートフォンなどを長時間操作している人では、**「胸腰椎移行部」**ではなく、**もう少し上の「肩甲骨」から前かがみ姿勢になるケース**もあります。

その場合は、テニスボールの位置を頭のほうに少し移動させ、肩甲骨の部分に当てながら同じ要領でストレッチをしましょう。

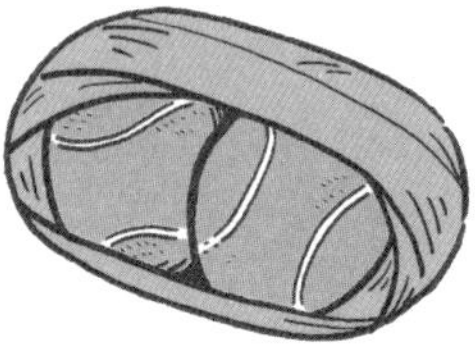

1

テニスボールを
テープで固定する

２個のテニスボールをぴったりとつけた状態で、ガムテープなどを巻いて固定する。

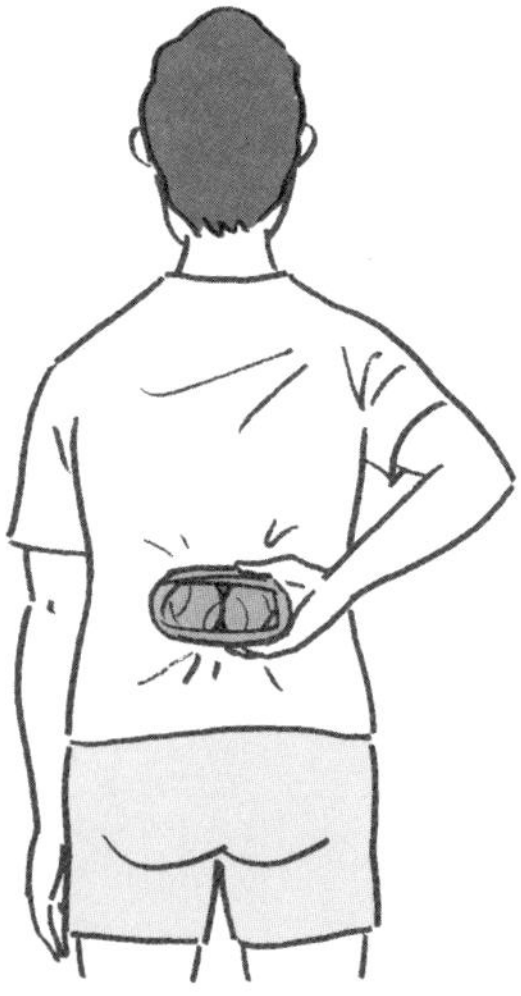

2

胸腰椎移行部に
ボールを当てる

背骨の「胸腰椎移行部」（胸椎から腰椎に移行する部分＝みぞおちの少し下の高さ）に、1で用意したテニスボールが背骨の左右中央にくるように当てれば、セットが完了。

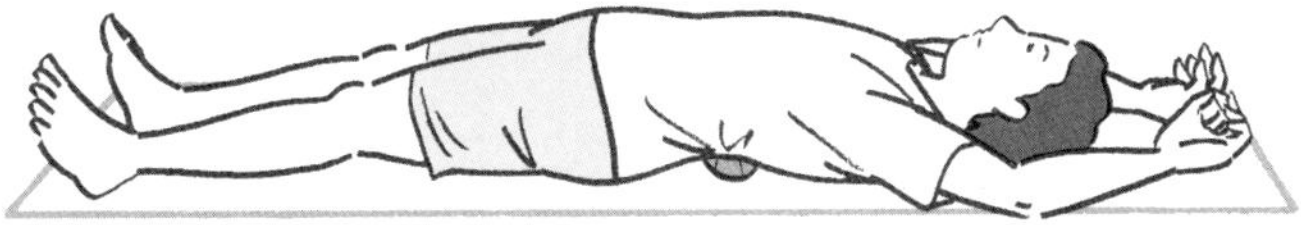

3

１～３分間
あお向けになる

テニスボールの位置がズレないように注意しながら、フローリングや畳などの硬い床にあお向けになり、その体勢を１～３分間キープ。１日に行う回数の目安は特になく、背中の疲れを感じたときに行えばOK。

【全身の疲れに効く】体ひねりストレッチ

体をひねる動作は、おそらく皆さんの想像以上に疲れ・痛みの解消に有効です。

以下のような2つのメリットを兼備しています。

●腰椎～胸椎の「圧迫されていた側」を負荷から解放する

本来は後方へ反った形のカーブ状になっている「腰椎～胸椎の下部」は、前かがみの姿勢を続けていると、そのカーブが失われて直線状になっていきます。

このとき、前方に向けて「左右中央でまっすぐ直線」になるわけではありません。

たいていの人は、左右に少し寄った前かがみになっているので、その影響から、**腰椎・胸椎にかかる負荷も左右どちらかのほうが強い**のです。

そして、より強い負荷を受けている側から、腰椎・胸椎の椎骨どうしの間が詰まって固くなり、厳密に言うと「少し斜め前方への直線状」になっていきます。

疲れ・痛みが最初に現れるのも、より強い負荷を受けている側からです。

そうした状況下で、**つらい側を広げるように体をひねれば、腰椎を過剰な負荷から**

全身の疲れに効く **体ひねりストレッチ**

1

疲れているほうの腰を上にして寝る

特に疲れているほうの腰を上にして横向きに寝る。同じ側の脚を90度に曲げ、その脚の膝を床につける。

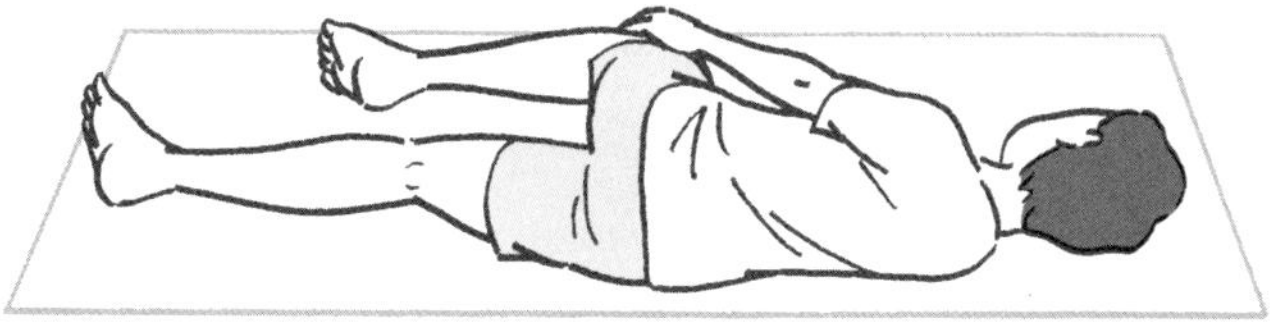

2

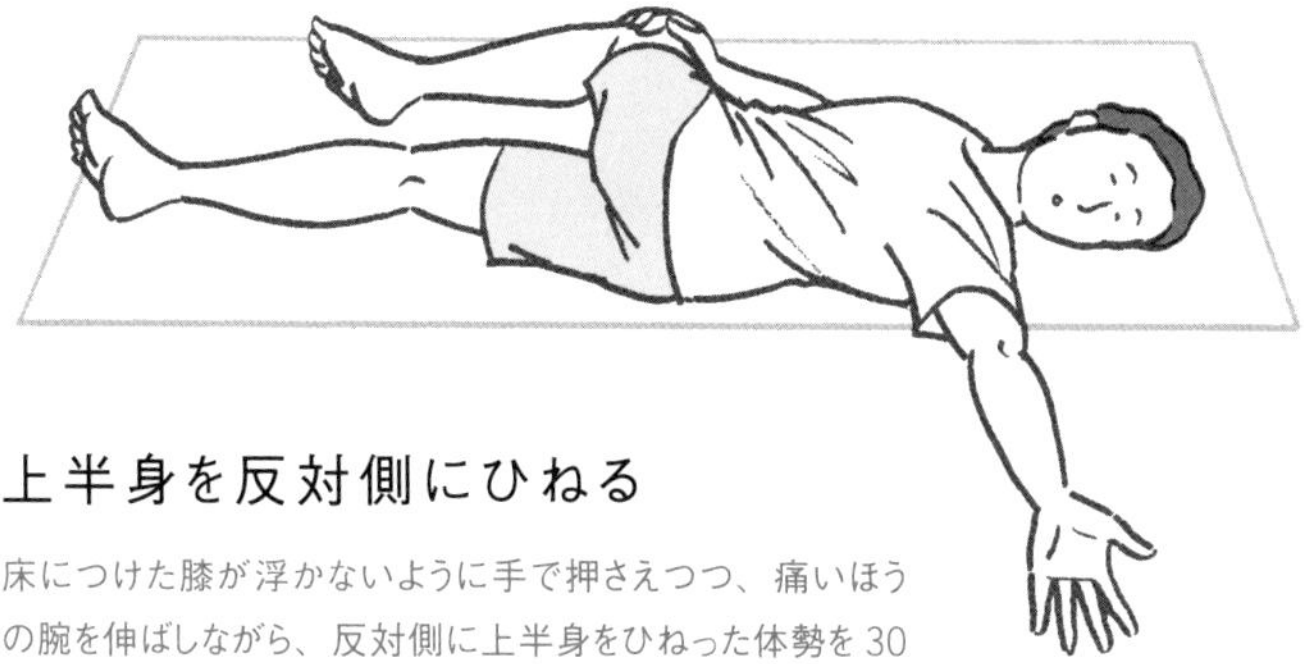

上半身を反対側にひねる

床につけた膝が浮かないように手で押さえつつ、痛いほうの腕を伸ばしながら、反対側に上半身をひねった体勢を30秒間キープ。1～2を1セットとして行う。1日に行う回数の目安は特になく、疲れを感じたときに行えばOK。左右両方を行うのも可。

解放できるというわけです。

もちろん、左右どちらか一方ではなく、体の両側に疲れ・痛みを感じている人は、両側にひねってもOKです。

●仙腸関節に刺激を与えられる

ここまで、重要だと何度も述べてきた仙腸関節が、このストレッチの要領で体をひねると動きます。

たとえ、すでに仙腸関節の動きが悪くなっていて、サビついたような状態であっても、その**サビを落とすような刺激**が加わるので、本来の機能を回復する働きかけをすることになります。

また、「**体ひねりストレッチ**」の動きを行うと、腰周り・お尻・背中などのさまざまな筋肉も動きます。

これらの相乗効果によって、腰全体の動きがよくなり、関節疲労を除去するメカニズムがスムーズに働くというわけです。

【下半身の疲れに効く】腸腰筋ストレッチ

このストレッチのポイントは、その名のとおり、「腸腰筋《ちょうようきん》」という筋肉です。

この筋肉は、腰椎と大腿骨《だいたいこつ》（太ももの骨）の間にあり、イスに座りっぱなしで前かがみの姿勢を取り続けたり、腰痛があったりすると、とても固くなって機能低下を招くことが多々あります。

そうした筋肉の硬直があると、脚の疲労やしびれを招くこともあります。

なぜなら、この筋肉のそばに、「腰椎から出て鼠径部《そけいぶ》（脚のつけ根の部分）を通り、太もも前面に沿って足先まで伸びる神経（大腿神経）」があり、その神経の流れを阻害してしまうからです。

これらの問題を解決するのに最適なのが、**「腸腰筋ストレッチ」**というわけです。

このストレッチをすれば、腰椎と大腿骨の間にある腸腰筋がリフレッシュして、柔軟性を取り戻し、低下していた機能が向上します。

こうして腸腰筋が本来の機能を取り戻すと、**この筋肉が最上部で接続している腰椎**

の動きがぐっとスムーズになります。

さらに、このストレッチでは仙腸関節に適度な刺激を与えることができるので、仙腸関節の機能アップも図れます。

そのうえ、腸腰筋の最下部は大腿骨の最上部にくっついており、このストレッチの動き自体が〝詰まった状態の股関節〟を広げることになるため、股関節の可動域の拡大・動きの向上にも最適なのです。

腸腰筋ストレッチは、こうした多彩な効果を備えています。**腰～足先に至るまでの下半身に現れた疲労・重だるさ・違和感・しびれまでを解消・改善に導く**ストレッチなのです。

腸腰筋という筋肉は、体のかなり奥にある筋肉（インナーマッスル）のため、誰もが手軽にほぐせるようなものではありません。

その点、腸腰筋ストレッチをしっかり行えば、適切な刺激を届けられます。

実践する際には、**脚のつけ根あたりがグーッと伸ばされるようなイメージ**で行いましょう。

下半身の疲れに効く **腸腰筋ストレッチ**

1

片膝立ての体勢になる

特に疲れているほうの脚の膝を床につけ、反対の脚は前方正面に出し、片膝立ての体勢になる。膝をついているほうの腕を背中側に回し、手のつけ根を「仙腸関節」のあたりに置く。

※仙腸関節の位置は85ページ参照。

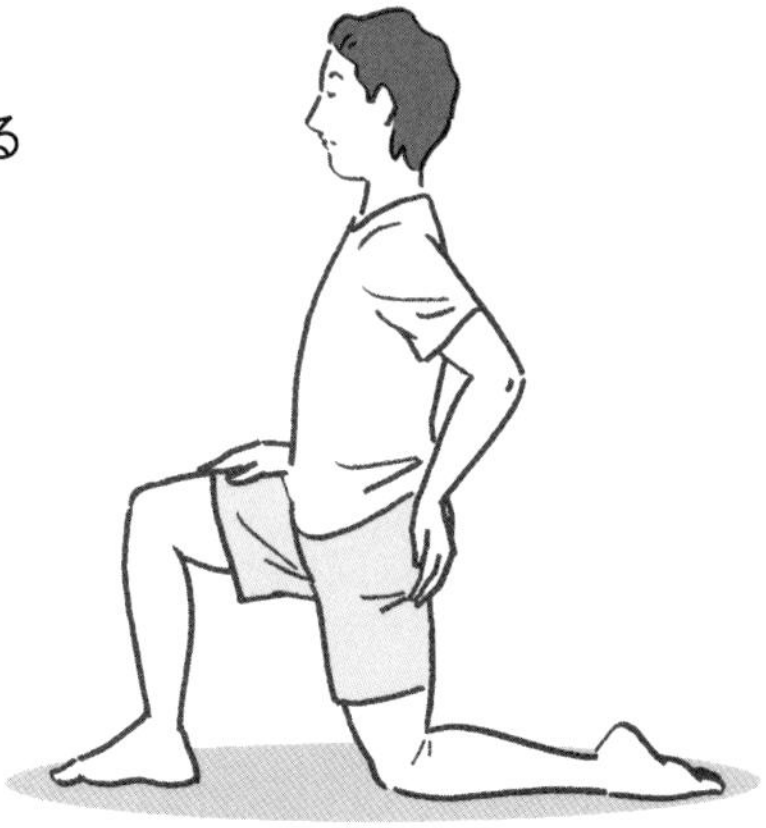

2

1～2分間
脚のつけ根を伸ばす

床についている両脚の位置はズラさずに、手で反対側の斜め前方に向けて押し、重心も反対側の斜め前方に移動させる。その体勢を30秒間キープ。1日に行う回数の目安は特になく、腰や脚の疲れを感じたときに行えばOK。左右両方を行うのも可。

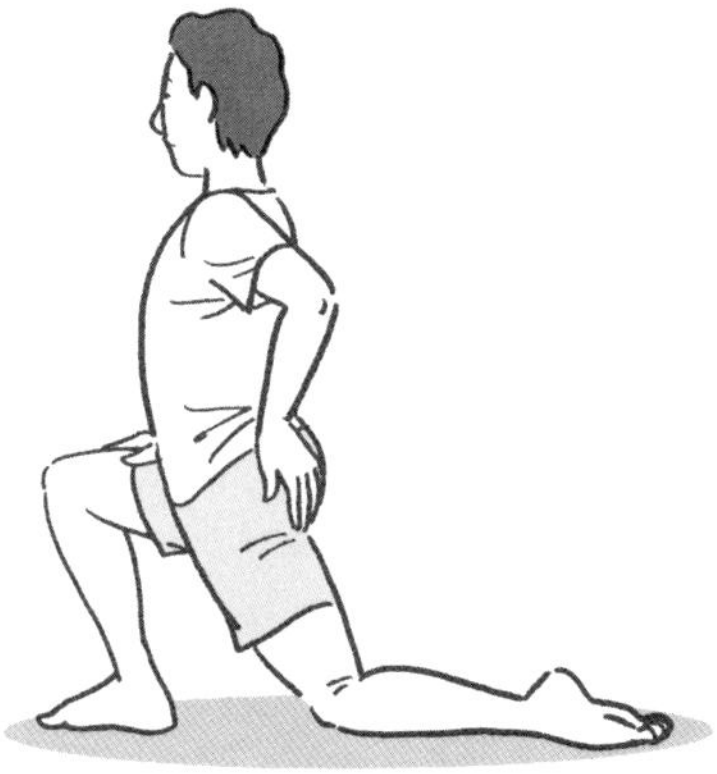

【上半身の疲れに効く】首のテニスボールストレッチ

このストレッチでボールを当てる位置は、ひとことで言えば、頸椎《けいつい》の上のほう。

正確には、後頭骨（頭蓋骨の後頭部の位置にある骨）と、頸椎のいちばん上の骨（第1頸椎）の間です。

実は、**ストレートネックが進行していると、この部分も狭くなります。**

第1章でご説明したとおり、ストレートネックになると、頸椎の下のほう（第5頸椎・第6頸椎・第7頸椎）からカーブが失われ、まっすぐになっていきます。

しかし、**頭が不自然に前方へ突き出た状態を、首が長期間支えることは至難の業。**

極端なことを言うと、首がギブアップした瞬間に、頭が前方にダランと垂れ下がってもおかしくない状況なのです。

そこで、私たちの体は無意識のうちに、絶妙な調整をしています。

重い頭をほんの少しずつ後方に倒し、頭が前方に垂れ下がらないようにバランスを取っているのです。

しかし、だからこそ、頭と首の境目が狭くなってしまいます。

頭と首の境目には、無数の神経や血管が通っています。

そのため、このポイントが狭まれば、**脳と全身を行き来する血液・神経・脊髄《せきずい》液などの流れが悪くなります。**

上半身で連携性が高い肩・肘・手首・手の指先の疲れや痛み、しびれが増幅。頭痛・めまい・耳鳴り・吐き気・イライラ・うつのような症状まで起こってきます。

これは主に、頸椎内部の左右の穴を通る大きな動脈（椎骨動脈）の血流が悪化し、頭部が〝酸欠〟〝ガス欠〟のような状態になるためと考えられます。

しかし、**「首のテニスボールストレッチ」**では、さまざまな症状の元になるポイントにボールを当て、頭と首の重みをかけるだけで、狭まったスペースを広げられます。

すると、血流や神経の流れは一気に良化。

このストレッチは**頸椎の矯正作用もあるので、首や肩のこり・張りだけでなく、自律神経失調症のような症状の改善**も期待できます。

上半身の疲れに効く **首のテニスボールストレッチ**

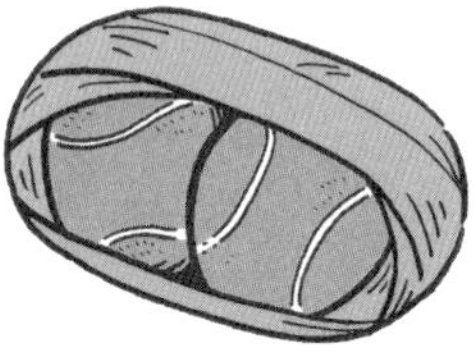

1

テニスボールを
テープで固定する

2個のテニスボールをぴったりとつけた状態で、ガムテープなどを巻いて固定する。

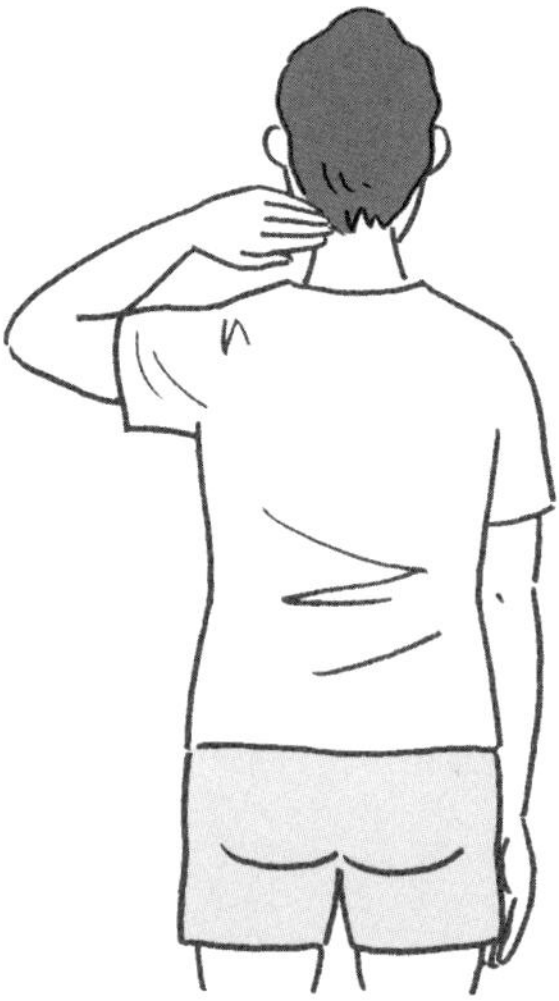

2

首の出っ張り部分を
確認する

後頭骨の下の出っ張りを確認したら、手の指先をそのまま添えておく。

3

頭と首の境目にテニスボールを当てる

2の指先のすぐ下のくぼみの部分（頭と首の境目）に、1で用意した2個のテニスボールを左右中央にくるように乗せれば、セットが完了。

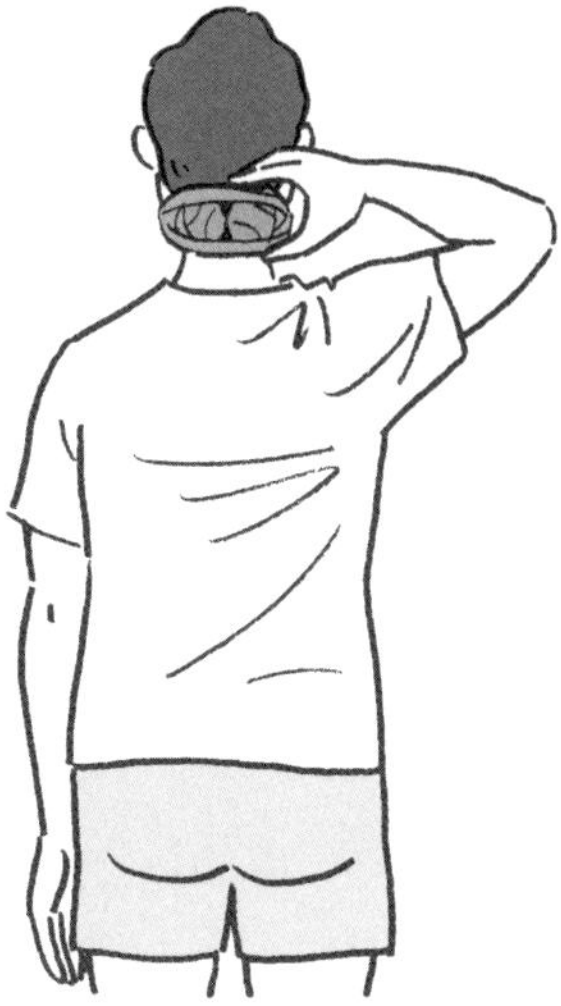

4

1～3分間あお向けになる

テニスボールの位置がズレないように注意しながら、フローリングや畳などの硬い床にあお向けになり、その体勢を1～3分間キープ。背中の下に厚さ2cm程度の本を置き、テニスボールと接触させておくと、ボールがズレにくい。1日に行う回数の目安は特になく、首や肩の疲れを感じたときに行えばOK。

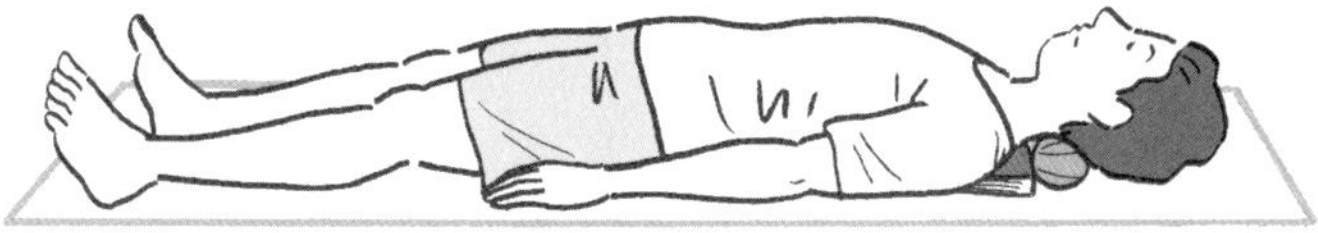

翌朝にシャキッと起きられる「究極の入浴法&睡眠法」

疲労回復には「半身浴」よりも「全身浴」

慢性疲労を抱えている人にとって、冷えは厳禁です。冷えれば冷えるほど、関節や筋肉が固くなり、血流が停滞し、不調の悪化を招いてしまいます。

そのため、冬場に限らず、夏場はエアコン、春秋も空調機などからの風に注意しておくのが賢明です。

冷えを防ぎ、体を温めるための手段として利用したいのは「風呂」です。

根本的な問題である関節疲労を治すためには、当然ながら「関節ストレッチ」を実践していただきたいのですが、その〝サポート役〟としては、かなりお勧めできる手段と言えます。

風呂を最大限に役立てるためのポイントは、**39度ほどの少しぬるめのお湯をバスタブに張り、首まで浸かって全身を芯から温めること**です。

全身浴はのぼせやすいので、1回の入浴でバスタブのお湯に浸かっている時間は、基本的には10分程度にします。

しかし、疲れがひどいときには、長めに20分ほど浸かってもかまいません。

それだけで、かなり楽になるはずです。

時間に余裕があれば、朝と晩の1日2回入浴してもけっこうです。ただし、その場合はよりいっそう、のぼせに注意してください。

一方で、**健康にいいイメージのある半身浴は、あまりお勧めできません**。

なぜなら、お湯に浸かっていない首が冷えやすいからです。

その冷えが背中の筋肉（脊柱起立筋など）や腕の筋肉を伝わって、腰・肩・肘などの関節まで届きやすくなります。

これでは、せっかくの温熱効果が半減してしまうので、前述した全身浴をするようにしましょう。

もちろん、入浴後は湯冷めに注意してください。

髪の長い人は特に、**濡れた髪をドライヤーですぐ乾かす**こと。

そうしないと、せっかく温まった首がたちまち冷え、その冷えがやはり他の関節まで届く可能性があるからです。

こうした入浴のポイントさえ覚えておけば、バスタイムは疲労対策にとても有効な手段になります。

入浴中にできる極上ボディメンテナンス

入浴によるメリットを、さらに高める簡単な方法もあります。

1つ目は、**バスタブに浸かっているときに、ゆっくりと両脚を伸ばしたり曲げたり**

する〝プチストレッチ〟です。

両膝を伸ばすときは、両膝の上に両手のひらを乗せ、押し込みながら膝を最大限に伸ばして30秒ほどキープしましょう。

一方、曲げるときは、両手を膝下に当て、かかとがお尻につくぐらい最大限に曲げて30秒ほどキープ。

そしてもう一度、同じ要領で両膝を伸ばせば終了です。

ポイントは、私たちはいつも膝を曲げていることが多いので、**「伸ばす→曲げる→伸ばす」の順で行う**ことです。

固まった関節でも、入浴時には温熱効果で、いつもよりも柔らかくなります。

柔軟性を取り戻し、可動域を広げる絶好のチャンスなので、軽い矯正をかけて関節疲労を取り除こうというわけです。

非常にシンプルな手法ですが、**膝周りだけでなく、脚のだるさ、下半身全体のメンテナンス、疲労回復に有効**です。

2つ目は、肩周り〜腕の動きを軽やかにする上半身の〝プチストレッチ〟です。

こちらも非常に簡単で、バスタブの中で腕を下から背中に回し、手の指先をできるだけ上のほうへ持っていくだけ。

なるべく巻き肩にならないことだけ気をつければ、やはり肩周りの柔軟性の回復と可動域拡大のメリットが得られます。

四十肩・五十肩や肩こりが気になっている人は、ぜひ試してください。

睡眠中は「ゼロポジション」で関節疲労を癒そう

オフタイムの疲労対策として、風呂とともに重視すべきは「睡眠」です。

通常、1日の3分の1程度の時間は眠っているのですから、睡眠の質が体調と関わるのは当然のことです。

夜眠るときの理想の体勢は、あお向けです。

さらに言うと、**枕を使わず、両手のひらを上に向けた状態を取れば、「ベストの寝**

就寝時の理想の体勢「ゼロポジション」

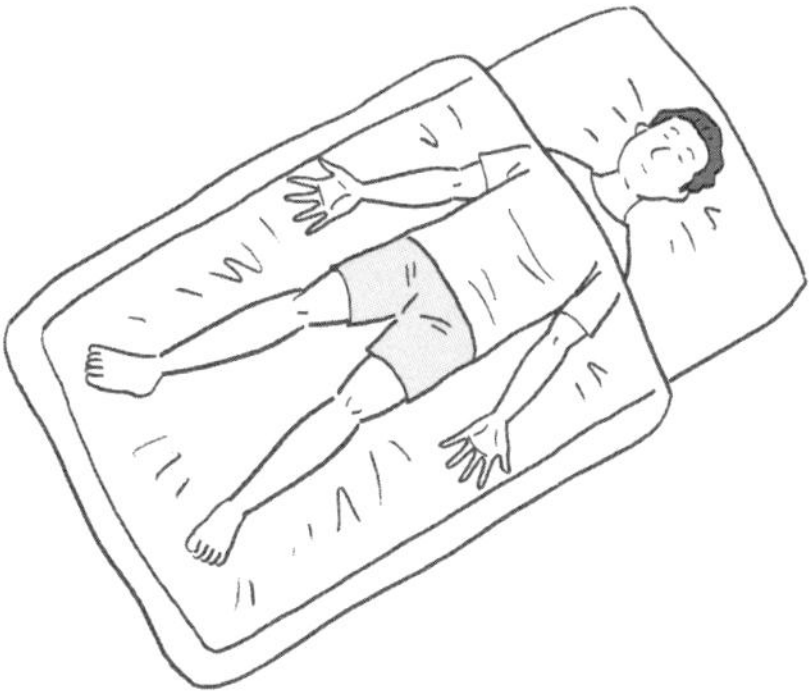

枕を使わずあお向けになり、両手のひらを上に向けた体勢が「ゼロポジション」。
体への余計な負荷がかからず、関節疲労が自然と癒されていく。

方」になります。

この体勢は、**「ゼロポジション」**というものです。

体への余計な負荷がゼロで、骨・関節・全体的な骨格の配列・筋肉・腱《けん》など他の組織も含めて「あるべき状態」になっているので、全身のあらゆる健康面で有益なものとされています。

そのため本来は、**これが体にとって最も無理のない楽な状態**なので、関節疲労も自然と癒されていきます。

このゼロポジションの体勢で、**少し硬めのマットレス・敷き布団に寝ましょう。**

少し硬めがいい理由は、柔らかいマット

レスでは、ゼロポジションを取ろうとしても、体が沈み丸まってしまうからです。

そのため、正確にはゼロポジションを取れないことになります。

もちろん、寝返りなどで体勢が変わりますが、それはいっこうにかまいません。むしろ**寝返りは、全身の関節・筋肉を使うという意味で、すばらしい動作**で歓迎すべきものです。仮に、眠っている間に寝返りを打たないとすれば、朝起きたときの腰はガチガチに固まっているでしょう。

そのため、ご家族など周囲のかたは、「寝相が悪い」などと言わず、温かい目で見守ってあげてください。

枕は頭の下ではなく、顔の両脇に置く

前項でご紹介した「ゼロポジション」のことを講演会などでお話しすると、「枕を使わないで眠れる自信がない」という人がいらっしゃいます。

そこで、どのような枕を使っているのかを聞いてみると、かなり高さのある枕を

使っているようで驚いたことがありました。

背の高い枕を使っていると、頸椎は強制的に前方へ押し出され、首や肩の筋肉が緊張し続けるため、想像以上のダメージを受けます。

そのため、**枕なしで眠ると、首や肩が驚くほど楽になるケースが多い**のです。

ただし、何十年間と枕を使っていた人や、ストレートネックになっている人にとっては、いきなり枕なしでは、寝つけないほどの違和感があるかもしれません。

そうした場合は、**枕の高さを少しずつ低くしていきましょう。**

用意するのは、数枚のタオルだけです。

それらのタオルを重ねて、現在使っている枕とほぼ同じ高さに調整し、その「タオル枕」でとりあえず、ひと晩眠ります。高さが同じ枕ですから、これならさほど違和感がないはずです。

翌日からは、**１日につき１枚ずつのタオルを抜いていき、タオル枕をほんの少しずつ低くしていきます。**

こうして、最終的にはタオルが1枚もない状態、つまり枕なしで寝られるようにしていくのです。

そして、タオル枕を使わずにいられるようになったら、**今度は顔の両脇に、肩幅程度のタオル枕を置く**ようにしてください。

これは、入眠後に左右へ寝返りを打ったときに、枕がないことで肩幅のぶんだけ首が曲がり、頸椎に負荷がかかるリスクを避けるためです。

また、肩が巻き肩になるリスクも、かなり防ぐことができます。

この方法は、「どうしても横向きでないと眠れない」という人にも有効です。

もし、この方法がうまくできなければ、頭〜両肩〜肩甲骨までを乗せられるぐらい大きく、柔らかい枕を使う手もあります。

こうした枕で寝ると、胸椎が若干丸まってしまいますが、高い枕を使うよりはストレートネックや巻き肩の対策になります。

ただし、**枕なしのほうが断然有効**であることは、忘れないでおきましょう。

プライベートの時間で疲労をゼロにする最強生活術

日常生活で疲れないためのキーワードは「逆」

本章でここまでお話ししてきた「ストレッチ」「入浴」「睡眠」のほかにも、疲労解消に役立つテクニックがいくつかあります。

それらも日常生活にうまく取り入れれば、「オンタイムで関節疲労を最小化→オフタイムで関節疲労を完璧に除去」という流れが完成します。

日常生活で疲労解消に役立つテクニックに共通するキーワードは、「逆」。

オンタイムとオフタイムでは、「逆の生活スタイル」を意識しながら過ごすことが重要なのです。

例えば、仕事中に座りっぱなしで動いていない人は、プライベートの時間にできるだけ体を動かすようにする。

一方、オンタイムで体を動かし続けている人は、オフタイムで有益な休息を取るということです。

最近では、副業を認める企業が増えつつあるため、せっかく副業をするなら、本業とは逆のスタイルの副業をするのがいいでしょう。

そうすれば、関節疲労が蓄積されることはありません。むしろ、**逆の生活スタイルの特徴によって、疲労が相殺されていく**でしょう。

また、関節疲労につながるような動き方や習慣についても、その頻度を減らすのはもちろん、逆に「関節にとってよい動き方・よい生活習慣」をできるだけ取り入れましょう。

そこで次項から、具体的なテクニックをご紹介していきます。

オフタイムとオンタイムの両方に生かせるものも多数ありますから、ぜひ参考にしてください。

ほおづえの悪影響を無力化するテクニック

自宅でテレビを観ているときや、なにか考えごとをしているときなどに、「ほおづえ」をついている人をよく見かけます。

オフタイムだけでなく、オンタイムの仕事中にしている人もいるでしょう。

たいていの人がしているほおづえは、テーブルなどの上に肘を置き、手のひらを頬に当てて、そちら側に頭を傾けます。

この体勢では、**ねじれた状態の頸椎に、いびつな負荷がかかります。**

よい習慣とは決して言えません。

ときには、「あごづえ」をしている人もいます。

ほおづえでは手を頬に当てますが、こちらは前方に突き出したあごの下に手のひらを当て、重い頭の全重量を前方向にかけています。

いずれにしても、**ストレートネックの悪化を招いたり、頸椎のゆがみを生み出した**

りする要因になるので、「ほおづえ」や「あごづえ」は控えましょう。

それでも、「ほおづえをしないと、どうしても落ち着かない」という人は、頸椎に悪影響のないやり方をしてください。

それはさながら、第2章でご紹介した**「あご押しストレッチ」の変形バージョン**のようなものです。

やり方は、手のひらを広げ、親指〜人差し指の手のひら側の部分をあごの前面（唇のすぐ下）に当てて、あごを後方に押し込む要領で行います。

実践するとわかりますが、これなら「あご押しストレッチ」と似たような作用が頸椎におよびます。

ストレートネックで首を前方に出すのとは逆に、後方へ押し込むような力が少し加わるのです。

そのため、大きな悪影響はないはずです。

ただし、同じ体勢で長時間いるのは避けるようにしましょう。

「許される関節鳴らし」と「危険な関節鳴らし」

イスに座るとき、脚を組むのが習慣になっている人もよくいます。

脚を組むという動作は、腰を大きくねじり、その状態で固定するようなものです。

仙腸関節や腰椎にかかる負荷は少なくありません。

さらに、**いつも同じ側の脚を上にして組んでいれば、これらの関節にアンバランスな癖をつける**ことになります。

体の重心の軸がブレてくるので、結果的に疲労を助長する可能性も。

そのため、本来は脚を組む動作自体を改めるべきなのですが、なかなか難しいという人は、意識的に脚をこまめに組み替えてください。


そもそも、「自然に脚を組んでしまっていた」という場合、体が無意識のうちに「お尻の筋肉のストレッチ」をしたがっていたのかもしれません。

そう考えると、数分程度の短時間で行うなら、大きな問題はないでしょう。

そして、どうせ脚を組むのなら、下にある脚の膝頭に、上の脚のふくらはぎを置いて、ふくらはぎのマッサージをするといいと思います。

一方、上半身の関節に関わる習慣では、首・肩・手の指などの関節を鳴らす人がいます。

関節を動かしたときに自然に鳴ってしまうぶんにはかまいませんが、**意図的な関節鳴らしはやめたほうがいい**でしょう。

特に、首や肩の関節は繊細な構造になっていますから、首を勢いよく曲げたり、肩を外すような動きをしたりして、大きな音を鳴らし続けていると、関節のズレや引っかかりが起こりやすくなります。

さらに、周囲にある筋肉には、炎症が発生しやすくなります。

つまり、**首・肩の関節トラブルを助長する危険な悪癖**なのです。

ちなみに、手の指を曲げてわざと音を鳴らす行為も、指の関節の安定性を損なうことにつながります。控えるほうが無難です。

許されるとしたら、指を手の甲側に反らせたときに、「音が鳴ってしまった」というパターンでしょう。これは、〝いつもとは逆の動き〟に相当するからです。

荷物を手に持つときは〝やじろべえ〟になる

荷物やカバンの持ち方は、関節と密接な関係があります。

そして、荷物やカバンを持つ場面は、オン・オフを問わず頻繁にありますから、関節疲労の克服に役立つノウハウをシチュエーション別にご紹介しましょう。

●買い物時にレジ袋を持つとき

スーパーで一定以上の買い物をしたときは、すべてを1つの袋に詰め込まないようにしましょう。

2つの袋に均等な重さに分けてから、両手で持つようにします。

1つの重い袋を片手で持つと、重心が偏り、持ち手のほうの腰に負担がかかってしまいます。

コンビニでは、店員が袋詰めをしてくれる場合がほとんどです。

2ℓ入りのミネラルウォーターなどを含む、重そうな量の買い物をしたら、2つの袋に分けてもらうようにお願いしましょう。

そして、**袋を持って歩く際、手のひら側を前方に向ける**ようにします。

手の甲を前に向けて荷物を持ち続けると、肩～腕を内向きにひねった内旋《ないせん》状態にしつつ、荷物の負荷をかけ続けることになります。

肩の関節にも、肘の関節にもよくありません。

これは、持ち手のある袋やバッグなら、すべてに共通した話です。

また、荷物の数が1つでも2つでも、同じことが言えます。

ある程度の重みのある荷物を持つときほど、手のひら側を前方に向けるように意識してください。

さらに、**自分の背骨よりも後ろの位置に荷物がくる**ようにします。

こうすると、肩の関節が巻き肩状態になるのを防ぐことができ、前傾姿勢にもなりにくく、いい姿勢をキープしながら歩けるはずです。

この要領で、2つの荷物を両手に分けて持つときは、自分が〝やじろべえ〟になったイメージで持つのが理想的。

持っている荷物の重みが1つの関節に押し寄せないので、関節ダメージからくる疲労を回避できるということです。

そういった意味で、買い物に出かけるときは、折り畳めるエコバッグなどを念のために持参するといいでしょう。

最後に、念のために言っておくと、**こうした荷物の持ち方は、ビジネスバッグを持つときにも当てはまる**ので、覚えておいて損はありません。

●ストラップのあるバッグを持つとき

ストラップや肩ひものあるタイプのバッグ・カバンを使うときも、肩の関節への悪影響を軽減するコツがあります。

ストラップや肩ひもは**できるだけ肩先に掛け、いわゆる斜め掛けにする**のです。

肩先からまっすぐ下にバッグがくる掛け方よりも、斜め掛けをお勧めする理由は、荷物の負荷が左右に分散されるからです。

「肩先」の位置は、触ってみて少し出っ張っているように感じられる部分の骨（肩峰《けんぽう》）にすると理想的です。

反対に、首に近い部分にストラップを掛けてしまうと、首の根元の重要な血管や神経を圧迫するので、首・肩のだるさを招きかねません。

それが重い荷物ともなれば、筋肉にダメージを与える可能性もあります。

鎖骨にも負荷がかかって、腕の痛みやしびれを招く胸郭《きょうかく》出口症候群という疾患につながることもあります。

そのため、**首元に掛けるのは避けておくのが正解**です。

もし、体の左右どちらかの関節に疲労感や痛みがある場合は、悪化させないコツがあります。

例えば、**腰の右側に痛みがあるのなら、右の肩先にストラップを掛け、バッグ部分が左側の後ろにくるようにします。**

こうすると、前傾姿勢になるのを防ぐことができ、腰椎の状態が悪化するリスクも避けられます。

「休日はゆっくり休む」が疲労を増長させる皮肉

平日のデスクワークでいくら疲れたからといっても、休日に横になってばかりなのはいただけません。ここまで読んでいただいた人なら、ピンとくることでしょう。

理由はズバリ、関節をほとんど動かさずにいるからです。

しかも、**「ソファの上で1日中過ごす」ともなると、目も当てられません。**

ソファに座るときには背筋を使わないので、一時的には楽に感じるでしょう。

ところが、どうしても体が沈むので、骨盤が傾いて腰〜背中が丸まり、首が前方に出た猫背になってしまいます。

そのため、仙腸関節は固まりやすくなり、**腰椎の負荷が増加し、ストレートネックや巻き肩も招きます。**

たとえソファに横になっていても、腰の関節に余計な負荷がかかることに変わりはありません。

さらに言うと、家の中の〝自分の居場所〟が床の上だろうと、イスの上だろうと、話は同じです。

静かにじっとしている時間が長いほど、関節の可動域は狭まって固まりやすく、筋肉の機能が低下して血流が滞っていきます。

結果的に、**関節疲労をつくり出し、その状態で休み明けの平日を迎えて、疲労を増長することになる**わけです。

関節疲労の観点では、年に数回あるかないかの「まったく動けないほど疲れ切っているとき」を除き、普段のオフタイムでこうした過ごし方をするのはNGなのです。

また、**頑固な腰痛や肩こりに悩んでいる人の場合は、じっとしている時間が長くなるほど、意識がどんどん痛みに集中して**いきます。

普通に生活していれば気づかないような小さな痛みにまで、過敏に反応するようになってしまいます。

このような〝負のループ〟に入り込まないためには、やはり「少しずつでもいいので動くようにする」と心がけ、実践することがたいせつです。

家事を楽々こなすための絶対セオリー

家事をする際の疲労対策もご紹介します。

台所仕事では、**料理をするにしても食器洗いをするにしても、前かがみになりがち**です。

食器棚の中段より下の引き出しを開け閉めするときも、ひどく前かがみの姿勢になることが多いと思います。

そのうえ、頭上や背後の棚から必要な物を出すときは、勢いよく力を込めて体を反り返したり、膝の関節にとって最もよくないねじりの動きをしてしまったり……。

こうした無理な姿勢を繰り返していると、全身の関節への負担はどんどん蓄積されていきます。

そこで、全身の関節疲労への防御策として、**「できるだけ背骨を床と垂直に保つ」**ことを意識してください。

キッチン台で作業する際は、両脚を左右に開き、おなかを台にくっつける。

足下の引き出しを開閉したり、テーブル下・ソファの下などに掃除機をかけたりするときは、膝を曲げて手の位置を下げるようにする。

頭上や背後にある物を取るときは、多少めんどうでも体の位置と方向を変え、取りたい物の正面を向く——。

こうした工夫で、正しい姿勢をできるだけキープするようにしましょう。

続けていると、従来と比べて、家事をしていても疲れがたまらないことに気づく人が多いと思います。

「楽に家事をこなせるセオリー」として重宝するはずです。

また、こうしたテクニックは、趣味のＤＩＹやガーデニング、さらにはオンタイムでのビジネスシーンにも生かせるでしょう。

趣味で行うスポーツの注意点も知っておこう

家の外で運動やスポーツをするときにも、「できるだけ背骨を床と垂直に保つ」意識を持つことは、疲労克服のカギになります。

近年に流行している筋トレについては、意外と誤解が多いこと、あまり知られていない〝落とし穴〟があることを、第1章でご説明しました。

そのため、すでに定期的に筋トレをしている人は、「できるだけ背骨を床と垂直に保つ」姿勢を意識しながら行うようにしましょう。

後々、関節疲労という〝副作用〟に悩まされるリスクを軽減できます。

筋トレと同様、実践している人が多いのは、ランニングやジョギングです。

こちらは、背骨が地面と垂直になっているものの、少し問題があります。

走る動きは、いわば〝小さい飛び跳ね〟を繰り返す運動です。

そのため、せっかく背骨が地面と垂直になっていても、自分の重心感覚がわかりづらく、その感覚が衰えていきやすいのです。

すると、**関節疲労につながる前傾姿勢にどうしてもつながってしまいます。**

また、ランニングやジョギングで走り続ける動作には、歩くときのように膝を伸ばす瞬間がありません。

つまり、**膝をずっと曲げ続けているために**、**ふくらはぎのポンプ作用があまり働かない**うえ、着地時の地面からの衝撃も大きい運動なのです。


こうした問題が、関節トラブルの要因になるケースは少なくありません。

近年、さまざまな都市でマラソン大会が行われていますが、開催後の数カ月間、その都市周辺にある**整形外科や整骨院などには**、**膝痛をはじめとした関節痛を訴える患者さんが急増する**そうです。

たとえすぐに不調が現れなくても、ダメージの蓄積が5年後、10年後に顔を出さないか心配になってしまいます。


そこで、関節への負荷が少ない運動となると、水泳や水中ウォーキングが思い浮かぶのですが、「全身が冷えてしまう」という難点があります。たとえ温水プールであっても、水温は25〜32度程度で、体温よりも確実に低いのです。どうしても〝関節の大敵〟である冷えに襲われてしまいます。

浮力が働くので、当然ながら自分の重心もわかりません。

そのほか、**ゴルフや野球、テニスなど、「体の片側だけを同じ方向に何度もねじる運動」も、あまりよくありません。**

本章でご紹介した「体ひねりストレッチ」と〝似た動き〟と感じる人がいるかもしれませんが、ひねる際の力の入れ具合やスピード・回数などは、スポーツの場合のほうが圧倒的に強く、速く、多くなります。

そのため、両者はまったくの別物です。

あまりに偏った動きを繰り返しているうちに、腰椎と骨盤にねじれ関係が生じやすく、腰で神経が通っている部分（脊柱管《せきちゅうかん》）のスペースが狭まっていきます。

やらざるをえない場合は、プレー前後にクラブハウスなどで入浴して腰や両脚を温めたり、プレーの合間に姿勢を正したりして、できる限りのケアをしてください。

歩くだけで腰痛ケアになる方法があった！

では、どんな運動法なら、関節疲労の対策になるのでしょうか？

最もシンプルに、**「姿勢よく歩くこと」がいちばん**です。

背骨が地面と垂直であり、自分の重心をしっかり感じることができ、ふくらはぎの筋肉のポンプ作用が働いて血流もよくなります。

「ベストの歩き方」については、すでに第2章でお伝えしました。

ご紹介したとおり、いくつかのポイントを押さえれば、**ただ歩くだけでも、全身の関節の連携度が高まり、関節疲労のケアにつながる**のです。

歩くスピードや距離については、特に気にしなくてけっこうです。

前進動作である歩きのスピードを上げようとすると、ランニングのように前傾姿勢になりやすいもの。

また、やせるためのカロリー消費量を増やすのが目的でなければ、一定以上の長さを歩く必要もありません。

「量よりも質」を意識したウォーキングを、オンタイムでもオフタイムでも実践すればいいのです。

ちなみに、現時点で腰の痛みを抱えている人には、歩く際のテクニックとしてお勧めしたいことがあります。

それは、**いい姿勢で腕をよく振りながら、「痛みが出るほうの腕を後方へよく振ること」**です。

これを意識的に行うと、本章でご紹介した「体ひねりストレッチ」と同じような作用を、腰椎と仙腸関節に与えることができます。

さらに、「痛いほうを後ろに引く」というベクトルの力が、椎間板ヘルニアのヘルニア部分（椎間板から髄核《ずいかく》が飛び出した部分）がいっそう飛び出すリスクを減らす「腰痛ケア」になるのです。

痛みの前兆を感じたときはもちろん、普段から試してみてください。

第3章のまとめ

▶ 簡単なセルフケアを自宅でも行い
関節異常を矯正する“仕上げ”をしよう

▶ オフタイムの「関節ストレッチ」は
即効性や多彩な効果を兼備したものばかり！

▶ 風呂の入浴法は半身浴よりも全身浴。
寝るときは関節を癒す「ゼロポジション」で

▶ ゆっくり休むだけでは疲れが増すのみ。
「オンタイムの逆」の生活スタイルが◎

▶ 家事や趣味のスポーツを行う際には
体の軸や重心、関節の連携を意識しよう

第4章

「関節ストレッチ」で人生も最適化される

肉体的にも精神的にも充実し パフォーマンスが上がる

動きにキレが出て集中力・発想力も向上

疲労克服のための五大重要関節である首・腰・膝・肩・肘は、「関節ストレッチ」をすれば可動域が拡大し、周囲の筋肉などの組織も活性化します。

そのため、オンタイムに行えば、疲労の蓄積を最小限にします。

さらにオフタイムでは、究極の入浴法と睡眠法を組み合わせて、〝残っていた疲労〟を取り去り、翌日に持ち越さないようにします。

こうした**「超疲労回復プログラム」を実行していれば、朝イチからフルパワーで動**

けるようになるのは当然のことです。

仕事上で同じ動きをするにしても、よりダイナミックに、より素早く機敏に行えるはずです。

一般的な言い方をすると、キレのある動きができるようになります。

さらに、第2章でご紹介した「ベストの座り方」や「PC環境4原則」も駆使すると、デスクワーク中に気が散漫になりづらいでしょう。

腰の疲れなどに意識が向かうこともなくなるので、**集中力や発想力もアップ**するはずです。

仕事でケアレスミスをすることも、かなり減ると思います。

もちろん、これはビジネスシーンだけの話ではありません。

家事をするときでも同様です。

「家事がずいぶん楽にこなせるようになった」「あっという間に終わっていた」と感じられることが多くなるはずです。

ポジティブで前向きな精神状態になる

関節トラブルに端を発した慢性疲労をこじらせると、腰痛や肩こりだけではなく、頭痛・めまい・イライラといった自律神経失調症のような症状が現れることを先述しました。

疲れているうえに、これらの症状にまで悩まされていれば、自律神経のバランスは乱れるいっぽうで、精神状態はますます落ち込んでしまいます。

実はこのように、**関節の状態と心はつながっています。**

今、このページを読んでいるあなたも、慢性的な疲労感に加え、自律神経失調症のような不調を抱えているかもしれません。

いずれの症状も、歯止めをかけるためには、**やはり根本的な問題である関節異常を解決しなければなりません。**

長期間、慢性疲労を抱えていると、徐々に心がむしばまれていきます。

さまざまな治療法を試しても効果がなかった人なら、なおさらのことです。

しかしここで、想像してみてください。

慢性疲労も、その他の不調も改善されていく自分の姿を、ほんの少しでいいので思い浮かべてみましょう。

——気分が少しは明るくなりませんか？

それが現実になれば、何倍もの満足感を味わえるのは間違いありません。

「関節ストレッチ」は、まさにその理想の健康体を実現できる効果を備えたメソッドなのです。


ストレッチを実践して、体が楽になってくると、たくさんの〝副産物〟をもたらされていることにも気づくでしょう。


「ため息をつく回数が減ってきた」

「動き始めるときに『よいしょ』と掛け声を出さなくなった」

「家事をためなくなってきた」

このようないくつもの変化が積み重なって、日々の充実感が増してくるのです。

すると、その精神状態が、**体と心の調子をさらに上向かせます。**

当院の患者さんたちを見ていても、関節トラブルを解消するまでの期間が縮まり、笑顔があふれるようになって、公私にわたりポジティブな姿勢を取り戻しています。

その前向きな姿勢は、**人生を好転させるパワー**になっているように感じます。

実際、「目に見える風景が明るくなった」「これからは楽しく元気に生きていける気持ちになった」と口にする人もいるほどです。

日常的なストレスも大幅に軽減

関節ストレッチで関節・筋肉・腱《けん》などの異常を正すと、その好影響はさまざまな形で現れます。

関節の可動域が広がったり、痛みが軽減されたりすれば、これまで困難だった動きに滑らかさが出て、**仕事も家事も、そして運動もスムーズにこなせる**ようになります。
そして、毎日のふとした場面での悩みから解放されるので、**イライラするようなストレスが大幅に軽減**します。

これは決して、おおげさな話ではありません。

例えば、ストレートネックや巻き肩が進行している人が、頸椎《けいつい》や肩の関節を正常な状態に矯正できたとしましょう。

すると、日々のちょっとした動きをする際の気分が一変します。

「高い場所にある物を取るのがひと苦労だったのに、楽々取れる」
「胸が圧迫される息苦しさから解放されて、落ちついて仕事ができる」
「食事が飲み込みやすくなり、ランチを気持ちよく食べて気分転換できる」

このように、一見些細《ささい》に思われることでも、〝以前はできなかったこと〟が〝できるようになる〟と、日常的なストレスは大幅に軽減されます。

さらに、**思考の幅が広がることも、ストレスを減らす後押しになる**でしょう。
従来は、疲れがたまったらマッサージをしてもらうという「受動的な思考と行動」だった人が、関節ストレッチという新しい手段にチャレンジして効果を実感すると、**「能動的・積極的な思考と行動」が身につきます。**

当院の患者さんにおいては、疲労や関節痛の度合いがひどく、〝難敵〟と思っていた人ほど、このように思考の幅を広げているのです。

ガチガチの関節をほぐすと、考え方も柔らかくなります。

〝柔軟性のある心〟を持っていれば、物事をさまざまな角度から捉えられるようになり、ストレスを感じること自体が減っていくはずです。

見た目が若返り「デキる人」に見られる

昔からよく、「人は下半身から衰える」と言われます。

この言葉には、「下半身にある筋肉などの組織が衰えていく」という意味とともに、**「見た目は下半身から老けていく」**という意味も含まれている気がします。

前述のとおり、デスクワークなどで前かがみの姿勢を続けていると、首や腰などの関節に異常が発生しやすく、その悪影響が他の関節に波及していきます。

例えば、前傾姿勢で腰の関節が固まれば、膝の関節が曲がりやすく、O脚にもなりがちです。

また、もともと膝を曲げている機会が多いのですから、可動域はどんどん狭まっていき、動きが次第にギクシャクした感じになっていきます。

特に、**歩き方には大きな変化が現れやすく、周りからするとぎこちない歩行に見えてくる**のです。

そうならないための最良の策は明白で、腰と膝の関節のケアをして、トラブルを解決するということです。

腰も膝もまっすぐに伸び、O脚が改善された脚になると、**以前とは見違えるほどに**

立ち姿が颯爽《さっそう》とした感じになります。
関節がスムーズに動くようになることで、周囲にある筋肉の働きが従来よりも活発になり、たるんでいたおなかや脚は引き締まって見えるようにもなるでしょう。

もちろん、歩き姿も大きく変わってきます。

上半身の姿勢がよく、膝も伸びて、左右のバランスが取れた状態で脚の運びもよく歩けるようになります。

歩幅も自然と大きくなるはずです。

以前の〝老けぎみの外見〟を知っている人が見たら、「ものすごく若返った」という印象を抱くはずです。


このような変化をビジネスパーソンに当てはめれば、**「颯爽としていてデキる人」「頼りがいのある人」といった印象を他者に与える**でしょう。

これが、職場や取り引き先でプラスに働くことはあっても、マイナスに働くことはないはずです。

意外な健康・美容効果も現れて毎日がいっそう充実

脂肪の燃焼効率がよくなり自然とやせていく

関節ストレッチを継続していると、立ち姿などの印象の変化だけでなく、**実際にやせていく現象が頻繁に現れます。**

関節ストレッチで重要な関節を正常な状態へ矯正すれば、全身の関節の可動域が広がり、動きもスムーズになり、これまであまり使われなかった筋肉は活性化されていきます。

特に、体の深部にあるインナーマッスルの動きが活発化することで、血液やリンパ液の流れを促す「筋肉のポンプ作用」がしっかり働くようになり、血流・代謝がアップします。

それはつまり、普通に歩いたり動いたりするだけでも、**これまでよりも脂肪の燃焼効率がよくなる**ということです。

従来から運動習慣がある人ともなれば、その効率は倍増するといっても過言ではありません。

加えて、疲れや痛みが改善されていくので、たいていの人では日常的な運動量が増えていきます。

そのため、**「やせ体質」**に変わってくるのです。

実際に、関節ストレッチをご自宅で実践されている患者さんたちからは、次のような声が多く寄せられます。

「ウエストが絞れてきた」

「たるんでいたお尻や脚が引き締まった」

「ジャストサイズで着ていた服がユルユルになった」

なかには、**「慢性疲労と腰痛が治ったと同時に、いつの間にか５kgやせていた」**という人もいるほどです。

「年齢とともにやせにくくなった」と感じている人は多いでしょう。

おそらく、その大きな要因は、**筋肉機能や血流・代謝機能の低下**にあるはず。

そうした人こそ、関節ストレッチを継続するうちに「自然とやせていた」という結果を得る可能性が高いのです。

冷え・むくみ・便秘・婦人科系の悩みも解消

多くの女性たちが悩まされている不調の改善にも、関節ストレッチの実践が奏功します。

その効果がよく見られるのは、「腰のテニスボールストレッチ」「腸腰筋ストレッチ」「首のテニスボールストレッチ」「あご押しストレッチ」を続けている人です。

前項でお話ししたように、これらの関節ストレッチを行うと、インナーマッスルの活性化による血流・代謝アップのメカニズムが働きます。

そして、ストレッチが作用する部位が骨盤周りであることから、その内部の温度が上昇していきます。

さらに、こうした体内環境の改善に加え、自律神経も正常化することでホルモンバランスも整ってくるため、**冷え・むくみ・便秘・生理痛・生理不順などの悩みが解消した**という報告が数え切れないほどあるのです。

「えっ⁉　そんなことまで、よくなるの？」と思うかもしれません。

ここで思い出してみてください。

あなたの不調が現れ始めた時期は、パソコン作業などで「動かないこと」が当たり前になり、慢性疲労が気になり出した時期と重なっていませんか？

私の経験からすると、この問いにうなずく女性は少なくありません。

女性によく見られるさまざまな不調は、関節の状態ともまんざら無関係ではないと納得していただけると思います。

呼吸器系の不調も改善される

ストレートネックや巻き肩の人は、体が前方へ倒れ込むかっこうになるため、鎖骨の両端にある関節（胸鎖関節《きょうさ》、肩鎖関節《けんさ》）は詰まった状態で、動きが悪くなりがちです。

さらに、そもそも前傾姿勢であるため、胸の部分にある〝大きな鳥カゴ〟のような構造の骨格（胸郭《きょうかく》）も、前方へ倒れて押しつぶされた状態になっています。

しかし、関節ストレッチを実践していれば、こうした関節や胸郭の構造が正されるので、〝大きな鳥カゴ〟のような形の中に収まっている内臓は余計な負荷を受けなくなります。

こうした変化が、特に**呼吸器系に恩恵をもたらします**。

非常に大きなサイズの肺という器官は、胸郭内部の大部分のスペースを占めます。その上部（肺尖《はいせん》）は、鎖骨よりも上に突き出すほどのかっこうになっています。

肺につながる気管も、胸郭内にあります。

そのため、胸鎖関節・肩鎖関節・胸郭の構造上のよい変化が、呼吸を楽にするのは当然と言えるわけです。

「呼吸が深くなって落ち着いた」「喘息《ぜんそく》の症状が軽くなった」という症例はいくつもあります。

顎関節症も治っていく

頸椎のストレートネックが改善・解消に向かうと、あごの関節＝顎関節の具合もよくなります。

実際、当院の患者さんでは、首と肩の調子が上向くにつれ、**顎関節症による「口が大きく開かない」「あごが痛い」「口の開閉時に音が鳴る」といった症状がよくなる**ケースが多数あります。

「ストレートネックがひどくなると、顎関節症を引き起こしやすい」とは、よく言われていることです。

骨格の配列や接続を考えれば、頸椎の動きが悪くなると、その頸椎と左右の顎関節の3点にかかる負荷が増大するため、これは容易に想像できます。

また、うつむきの姿勢を長く続けていると、鎖骨や胸骨から側頭部にかけて斜めに伸びる筋肉（胸鎖乳突筋《きょうさにゅうとつきん》）が張ってきて、あごの横あたりの部分もこわばってきます。

しかしここで、関節ストレッチをはじめとした本書のセルフケアを行えば、**ストレートネックが矯正でき、頸椎を中心とした姿勢や、鎖骨の動きも改善します。**

胸鎖乳突筋の機能も、正常な状態へ近づいていきます。

その結果、歯科・口腔外科・整形外科などで受けてきた〝あご周りだけのピンポイント治療〟ではほとんどよくならなかった顎関節症の症状が、軽減したり治ったりしているのです。

疲労に多大な影響を与えているストレートネックを解決すると、顎関節にも自然と好影響が現れるのは、確かな事実です。

皆さんの中にも、首〜肩にかけての動きづらさ・張り・こり・痛みとともに、顎関節症に悩んでいる人は少なくないでしょう。

これまでなかなか改善しなかった人でも、ストレートネックを解消することで、症状がよくなっていく可能性はじゅうぶんあると思います。

関節寿命が10年延びてロコモが予防できる

本書の最後に、少し長いスパンでの話をしたいと思います。

日本では10年ほど前から、**「ロコモティブ・シンドローム（運動器症候群）」**の危機が叫ばれています。

念のため簡単にご説明しておくと、これは関節・骨・筋肉などの機能が低下することで、寝たきりや要介護になる危険度が高い状態です。

「ロコモ」と略されることも多く、いわゆる**「寝たきり予備軍」**であると知られています。

しかも、このロコモに該当する人が、日本には４７００万人もいると推測されているのです。超長寿社会に突入した現代で注目を浴びるのは当然でしょう。

ここで注意していただきたいことがあります。

私は、**人の関節には正常な機能を果たせるだけの「関節寿命」**があると考えており、**それはおよそ65〜75年**と捉えています。

また、関節が固まって動きが悪くなったり、痛みが出たりするトラブルは、全身の関節で連鎖するように広がっていきます。

本書で挙げた「重要な五大関節」の中でも特にたいせつなのは、首・腰・膝の関節ですが、男性の場合は「腰↓首↓膝」の順で、女性の場合は「首↓腰↓膝」の順で機能低下が波及するケースが一般的です。

そのため、関節ストレッチなどで慢性疲労を解消した後、もしも再びしつこい疲れに襲われ、首・腰・膝などの関節痛が現れたりしたら、〝我が身の問題〟としてロコモを捉えてください。

「関節寿命は65〜75歳」という私の見解は、関節に対してなにも気を配っていない人の場合です。
しっかりとしたケアを施し、それを継続していれば、関節寿命は10年以上延ばすことができます。

そのための手段として、**関節ストレッチの右に出るものはない**と自負しています。

慢性疲労を克服してからも調子が再び悪くなったときには、関節ストレッチをぜひ実践していただきたいと思います。

たとえ調子が悪くなくても、基本のストレッチを中心にいくつかでも継続してください。

その習慣化が関節寿命をどんどん伸ばし、ロコモを防ぐことに直結します。

皆さんがいつまでも、自ら納得できる万全の体調でいられることを願っています。

第4章のまとめ

- 「関節ストレッチ」と並行して
  究極の入浴法&睡眠法を実践しよう

- 朝イチからパワー全開で動けて
  集中力や発想力もアップする！

- ため息をつくことがなくなり、
  前向きな姿勢になって人生が好転

- 「颯爽としていてデキる人」
  「頼りがいのある人」と思われる効果も

- 関節が正常な機能を取り戻すと
  予想以上の健康・美容効果も得られる

エピローグ

「700時間のロス」を取り返し人生のパフォーマンスを高めよう

「ご自分の感覚は一度捨ててください」

患者さんとの会話や講演会の中で、そんな話を私はよくしています。

なぜなら、皆さんが「自分の感覚として楽だから」という理由で続けている体勢や動きは、実のところ、「体の構造としては決して楽ではない」ものになっているケースが大半だからです。

人間を含めたすべての動物は、文字どおりに「動く物」ですから、**本来は動くことによって生き抜く機能が働く**のだと思います。

関節も筋肉も、動かさなければ衰えるばかりです。

ところが、疲労の度合いがある一定レベルを超えると、多くの人は「なるべく楽にしていること」「動かないこと」を選択します。

または、たとえ動いたとしても、結果として疲労をいっそう慢性化させるような動きばかりしています。

いつしか、**「疲れているなんて当たり前」と思うようになり、自分がどの程度疲れているのかさえ気にしなくなります。**

やがて、本書でお話ししてきたように関節痛が生じて、重症化していきます。

私から言わせると、これは**絶対にはまってはいけないパターン**です。

実際に、関節疲労から発生した腰痛や肩こりが現れると、ビジネスパーソンの仕事効率は大幅に低下します。

ある製薬会社が2012年に行った調査で、参考になるものをご紹介しましょう。

それは、20～59歳の男女で腰痛・肩こりのある880名を対象に行われ、それらの不調と仕事効率の関係をまとめたものです。

その中で、「腰痛や肩こりがひどいときに、仕事の効率がどのぐらい低下するか」と聞いたところ、低下率は全体平均で34・7％にも上ったそうです。

さらに、当時の厚生労働省から発表されていた、2009時間という年間労働時間を合わせて計算すると、**時間的なロスは「2009時間×34・7％＝697時間」も生まれている**というのです。

現在の日本では、年功序列制度が崩れつつあります。

それだけに、疲労で仕事効率が下がれば、自分の評価が下がることから、収入減につながるリスクもあるでしょう。

〝なんとなくわかっていた〟ことでも、こうした具体的な数字を見れば、これまでの疲れに対する認識を捨てられるのではないでしょうか。

年間で約700時間——。
逆に考えれば、この莫大《ばくだい》なロスを帳消しにできれば、あなたの仕事でのパフォーマンスは見違えるほど一変するはず。

今こそ、**「絶対に疲れない体」をつくる決意**を持つときです。

いくら疲れていても、疲労を理由に会社を頻繁に休んだり、家事をまったくしなかったりできる環境にいる人など、そうはいません。
だからこそ、疲労とはうまくつき合っていく必要があります。
この「つき合う」という言葉の意味は、疲労を敵視して「なにがなんでもやっつけてやる！」と頑張ることではありません。
「うまくかわしていこう」というイメージで、全体的な疲労度・疲れている部位・TPOなどに合わせた対策を講じていくことです。

なぜなら、疲労にしても、関節痛にしても、不調はいきなり消えるわけではないからです。

通常は、**〝小さな波〟を何度か繰り返しながら治まっていく**ものです。

例えば、「現在の疲労度・痛みのレベルを100」「解消されたときの疲労度・痛みのレベルを0」としましょう。

いったん70まで下がったと思ったら75に上がり、その後も60まで下がったら65に上がるといった上下動を繰り返しつつ、全体的に見れば0に向かっていきます。

こうした疲れと痛みの解消パターンを考慮すると、〝疲労0〟にまっすぐ向かおうと頑張って焦るより、「着実に右肩下がりになっている」と確認しながら疲れを随時かわしていくほうがいいでしょう。


疲れや痛みの元凶＝関節異常に直接アプローチする「関節ストレッチ」なら、焦らなくても必ず変化は現れます。

この確かな〝武器〟が手に入ったあなたなら、絶対に疲れない体をつくることは可能なのです。

これまで、メンタル面での疲れを除去するには「オンとオフの切り替えがたいせつ」と言われてきました。

たしかに、それはフィジカル面での疲れを取り除くうえでも非常に有効です。

ただし、オンとオフの切り替えとは「オンは動く、オフは休む」という切り替えではありません。

「関節の動かし方や状態をオン・オフで逆にする」「〝オンの動きで蓄積したダメージ〟を〝オフの動きで排除する〟」という意味での切り替えです。

オンタイムとオフタイムでの動き方をうまく切り替えられれば、肉体面でも精神面でも、疲れなどの一般的な悩みの99％は解消できるはずと私は考えています。

そのためにぜひ、本書をフル活用してください。

2020年3月

さかいクリニックグループ代表　酒井慎太郎

参考資料

Bauman AE et al. The descriptive epidemiology of sitting: A 20-country comparison using the International Physical Activity Questionnaire (IPAQ). Am J Prev Med, 2011; 41(2): 228-235.

Nachemson AL:The lumbar spine.An orthopaedic challenge.Spine 1:59-71,1976

van der Ploeg HP, Chey T, Korda RJ, et al. Sitting time and all-cause mortality risk in 222,497 Australian adults. Arch Intern Med, 2012; 172(6): 494-500.

Article in Journal of the Academy of Nutrition and Dietetics112(8):1124-8 · August 2012

総務省統計局 労働力調査（基本集計）2019年（令和元年）12月分（速報）

総務省統計局 人口推計　2020年（令和2年）1月報

総務省統計局 統計トピックスNo.121『統計からみた我が国の高齢者』

コクヨ株式会社ホームページ
https://www.kokuyo.co.jp/topics/detail/pdf/20171106_NewsLetter.pdf

佐藤製薬株式会社ホームページ
http://www.sato-seiyaku.co.jp/newsrelease/2012/121212/

酒井慎太郎（さかい・しんたろう）

さかいクリニックグループ代表。柔道整復師。中央医療学園特別講師。千葉ロッテマリーンズ・オフィシャルメディカルアドバイザー。整形外科や腰痛専門病院、プロサッカーチームの臨床スタッフとしての経験を生かし、腰痛やスポーツ障害の疾患およびパフォーマンス向上のための施術を得意とする。解剖実習をもとに考案した「関節包内矯正」を中心に、これまで100万人を治してきた実績を持つ。俳優やアスリート、政治家、一流経営者など多くの著名人のボディメンテナンスも行い、絶大な信頼を得ている。テレビ番組では「神の手を持つ治療家」として紹介されるなど、マスコミ出演も多数。

さかいクリニックグループ
http://www.sakai-clinic.co.jp/

絶対《ぜったい》に疲《つか》れない体《からだ》をつくる
関節《かんせつ》ストレッチ

2020年3月21日　初版発行

著　者　酒井慎太郎《さかいしんたろう》
発行者　川金正法
発　行　株式会社KADOKAWA
〒102-8177　東京都千代田区富士見2-13-3
電話0570-002-301（ナビダイヤル）
印刷所／株式会社暁印刷

お問い合わせ
https://www.kadokawa.co.jp/（「お問い合わせ」へお進みください）
※内容によっては、お答えできない場合があります。
※サポートは日本国内のみとさせていただきます。
※Japanese text only

定価はカバーに表示してあります。

ISBN 978-4-04-604690-1　C0030